통풍 예방과 치료요양식

현대건강연구회 편

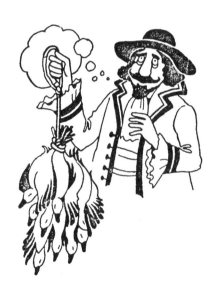

太乙出版社

머 리 말

통풍 발작(痛風發作)은 어지간한 통증은 약으로 곧 가라앉는다. 좋은 약이 있으니까 걱정 없다고 안심하고 있는 사람도 많은 것 같은데 발작은 하나의 현상이다. 통증은 없어져도 통증을 일으킨 원인은 제거해야 한다. 건강하게 장수를 하기 위해서는 통풍 발작을 좋은 기회로 식사를 포함해서 당신의 생활을 건강 노선으로 궤도 수정하기 바란다.영양의 균형이 잡힌 좋은 식사는 당신과 당신 가족 모두를 건강하게 하는데 도움이 된다.

재료별, 조리별로 나눈 반찬을 매일의 식단에 참고로 삼아 영양의 균형을 취하여 1일에 무엇을 어느 정도 먹는 것이 좋을지, 어떻게 조합해서 먹는 것이 좋을지 연구하는 것이 포인트가 된다. '통풍을 방지하는 식사의 기본'이나 '사계절의 식단'으로 식사법의 구체적 예를 소개하겠다.

통풍 뿐만이 아니고 뇌졸중(腦卒中)이나 심장병(心臟病)으로 쓰러지지 않기 위해서도 식염은 1일 10g을 목표로 한다. 소개한 반찬은 모두 엷은 맛이지만 '엷은 맛 요리의 요령'을 보면 식염을 줄여 맛있게 만드는 요리의 요령을 알게 될 것이다. 병을 치료하기 위해서는 병의 본체를 이해하는 것이 중요하다. 그를 위해 '통풍을 고치기 위해서' 꼭 한번 읽어두기 바란다.

· 일품 요리의 재료는 4인분으로 소개하고 있으나 식단에는 '무엇을 어느 정도 먹는 것이 좋을까'를 확실히 알 수 있도록 1인분의 분량으로 한다.

· 계량컵은 200cc. 큰술 15cc. 작은술 5cc를 사용하고 있다.

♣차 례♣

♣차 례♣

♣차 례♣

♣차　례♣

♣차 례♣

♣차 례♣

♣차 례♣

♣차 례♣

♣차 례♣

통풍인 사람의 식사 포인트

균형 잡힌 식사를

통풍인 사람의 식이요법은 프린체를 함유한 식품을 먹지 않는 것이다 라는 말은 아니다. 프린체가 많다고 일컬어지는 고기나 생선은 경원시되 는 경향이 있으나 이런 것을 섭취하지 않으면 몸에 중요한 단백질 부족 을 초래하고, 식사도 편중되고 있다. 요즘은 좋은 약이 발견되어 프린체 를 함유한 식품이라도 지나치지만 않는다면 먹어도 나쁘지 않다고 알려 지고 있다. 무엇보다도 몸에 필요한 영양소를 적절하게 식사로 섭취하는 것이 제일이라고 할 수 있다.

이제까지 먹지 않던 고기나 생선은 프린체나 포화지방산이 많이 함유 되어 있으나 몸에 빼놓을 수 없는 양질의 단백질원이므로 매일 빼놓지 말고 먹도록 한다. 또한 좋은 음식이라 해도 무제한으로 먹지 말고 '양' 은 생각해야 한다.

이와 같이 '질(質)'과 '양(量)'의 균형을 생각한 '무엇을 얼머나 먹어야 좋은가.'(161페이지 참조)를 이해하도록 하자.

식사의 '질'과 '양'의 균형을 잡는 것이 통풍이 있는 사람의 식이요법의 기본인 것이다.

뚱뚱보가 되지 않도록 한다

살이 찐 사람은 피하지방이 뇨산(尿酸)의 배설을 저해하고 땀을 많이 흘리는 사람이 많기 때문에 뇨의 양이 적어지고 뇨중 뇨산이 녹아나며 뇨가 산성으로 기울어 뇨산의 배설을 방해하고 혈중 뇨산치를 높이게 된다.

비만은 심장이나 신장에도 부담을 주고 척추나 관절에도 큰 영향을 주어 발작을 일으키는 원인을 만든다.

이와 같이 통풍이 있는 사람에게 있어서 비만은 최대의 적이므로 서서히 체중을 줄이는 것이 중요하다. 그렇다고 해서 함부로 감식(減食)하거나 약을 사용해서는 효과를 올리기 보다 몸에 해를 주게 된다. 건강을 해치는 일없이 살을 빼기 위해서는 향천식(香川式) 식이요법 제4군 점수법(166페이지 참조)을 바르게 이해해야 한다.

살을 빼기 위해 아침 식사나 점심 식사를 거르는 것은 전혀 의미가 없다. 밥을 먹지 않아도 쥬스나 단 것을 군것질로 먹거나 과일을 먹으면 칼로리가 오버된다. 또 외식이 많아지면 영양의 균형이 깨진다. 어떻게 하면 살을 뺄 수 있을지 114페이지를 참조하여 당신의 원인을 찾아 내기 바란다.

동물성 지방은 삼가한다

동물성 식품은 중요한 단백질원이므로 먹어야 하는 것이지만 그것에 함유되어 있는 지방은 고뇨산혈증(高尿酸血症)과 밀접한 관계가 있고 고혈압(高血壓)이나 심혈관장해(心血管障害)에도 큰 영향을 미친다.

그러므로 동물성 지방을 많이 섭취하지 않도록 지방질이 많은 비계나 내장은 피하고 붉은 살코기를 선택하도록 한다. 또 버터, 라아드, 치즈

(커티지 치즈는 제외), 생크림 등의 동물성인 것은 되도록 삼가하도록 명심한다. 그러므로 고기를 조리할 때는 식물성 샐러드유를 사용한다.

신선한 야채, 과일은 충분히 섭취한다

뇨산은 PH(페하)가 낮을수록 용해도가 낮아진다. 중조(重曹)도 효과가 있으나 그 이상으로 신선한 야채나 과일이 뇨산의 용해도를 낮춘다.

야채는 식사의 양을 증가시키므로 감식하는 사람에게는 만복감(滿腹感)을 준다. 특히, 과일에는 비타민 C가 풍부하여 미용 효과도 높다.

여러 가지 비타민, 미네랄을 함유하고 있는 과일이나 야채는 매일 빼놓치 말고 섭취해야 할 식품이다.

그러므로 아침은 빵에 커피나 밥에 된장국, 점심은 외식이라는 패턴으로는 1일 필요한 야채나 과일을 보충할 수가 없다. 매일 식사는 한 접시의 야채 요리를 곁들이도록 한다.

강압이뇨제(降壓利尿劑)를 복용하고 있는 사람은 나트륨과 함께 칼륨도 배설되므로 칼륨이 많은 야채(양배추, 당근, 시금치, 샐러리, 감자류, 토마토 등)나 과일(수박, 바나나, 귤, 딸기) 등을 섭취하도록 하자. 다만 포도나 바나나에는 당분이 많으므로 지나치지 않도록 주의한다.

수분을 많이 섭취하도록 한다

수분을 섭취하는 것에 의해 뇨량이 증가되고 뇨산의 배설량이 증가된다. 1일의 뇨량이 적으면 뇨가 진해지고 뇨산 결석을 만들게 된다.

그러므로 수분을 많이 섭취하여 1일 뇨의 양을 늘리면 뇨산 배설의 효과를 올리고 뇨산 결석 예방도 된다.

또 살이 찐 사람은 땀을 흘리기 쉽고 그 때문에 뇨량이 줄어 뇨를 매개로 뇨산의 배설이 적어지므로 땀으로도 뇨산은 배설되지만 미미한 정도이므로 수분을 섭취하여 뇨의 양을 늘리는 것이 바람직하다.

매식마다 스프나 된장국 등의 국물을 반드시 곁들일 것. 간식으로는 과일이나 우유를 사용한 것을 먹을 것. 물론 물이나 차 등도 많이 마시도록 한다.

그렇다고 해서 쥬스나 과일을 너무 섭취하거나 알콜 음료는 칼로리가 오버되므로 주의하는 것이 좋다.

식사는 천천히 잘 씹어서

살이 찐 사람 중에는 음식을 빨리 먹는 사람이 많은 것 같다. 반대로 말하자면 천천히 먹는 것은 비만을 방지하는 하나의 방법이라고도 할 수 있을 것이다.

그것은 빨리 먹으면 먹었다는 느낌이 별로 없어서 적량으로는 부족한 감을 느껴 그만 과식을 해 버리기 때문이다. 한입 한입 천천히 잘 씹어서 먹고, 1회의 식사에 적어도 15분 이상을 들이는 것이 중요하다.

그럼 식사를 빨리 하는 것을 고치기 위해서는 어떻게 하는 것이 좋을까. 자신의 식사 방법에 비추어 생각해 보자.

① 잘 씹어서 먹을 것

꿀꺽꿀꺽 그저 입에 넣었다 삼키지 말고 한입 넣었으면 20회~30회는 씹는 습관을 들이도록 한다.

자주 밥공기를 입으로 가져가 젓가락으로 쓸어 넣듯이 먹는 사람을 보게 되는데 이것은 음식을 씹지 않고 직접 위(胃)로 보내는 것과 같은 것으로, 소화를 위해서는 좋지 않다. 또한 이런 것은 식사 예절로서도 옳지 않다.

② 먹는 것을 즐긴다

언제나 대강 식사를 하게 되면 그것이 타성이 되어 식사를 대충 끝내게 된다. 스스로 정성껏 시간을 들여 만들고 아름답게 담고 그것을 천천히 맛보면서 즐겁게 먹도록 한다.

③ 식탁에서는 즐거운 대화를

혼자서 먹으면 아무 말 없이 먹기 때문에 빨리 먹게 되는 경향이 있다. 다른 사람과 대화를 나누면서 천천히 시간을 들여 먹도록 한다.

④ 먹는데 시간이 투여되도록 연구한다

양식 스프 뿐만 아니고 중국식이든 어느 식이든 공기에 담는 것보다 스프 접시에 담아 스푼으로 한 스푼씩 천천히 맛을 보며 먹는 것도 한 가지 방법이다.

또 생선 요리는 살만 바른 것보다 머리, 꼬리가 붙어 있는 것을 사용한다. 그러면 뼈를 바르는데 시간이 걸리므로 천천히 먹게 될 것이다.

고기 요리도 뼈 있는 것을 사용하여 나이프, 포크로 자르면서 먹도록 하는 편이 시간이 걸리고 빠른 식사를 피할 수 있게 된다.

⑤ TV를 보면서 식사를 하지 않는다

TV에 정신이 팔리기 때문에 식사의 맛을 볼 여유가 없고 그야말로 먹는 것이 어디로 들어가는지 알 수 없으므로 마구 먹게 된다.

내장류는 피한다

내장류, 송아지 뇌 등은 피하는 것이 좋다.

그외의 식품, 육류나 생선, 계란에도 푸린체가 함유되어 있으나 지나치지만 않는다면 무작정 제한할 필요는 없다. 오히려 양질의 단백질원이므로 1일의 필요량을 취하도록 한다.

연어, 조개류, 베이컨 등에도 푸린체가 있다고 하지만 매일 빼놓지 않고 먹는 것이 아니므로 그다지 신경 쓸 것은 없을 것이다.

야채 중에서도 시금치 등은 푸린체가 있는 편이지만 그 이상으로 비타민이 있으므로 자주 쓴다.

식사 시간을 지킨다

식사 시간과 식사의 배분은 비만과 깊은 관계가 있다. 같은 양의 식품을 섭취할 때 횟수를 줄이면 살을 빼기 쉬워진다. 되도록 3회 이상으로 나누어 분량이 너무 많지 않도록 한다. 그러므로 아침 식사를 거르고 점심을 많이 먹는 것은 무의미하다고 할 수 있다.

특히 밤에는 소화 흡수는 되어도 에너지는 쓰이지 않으므로 여분이 지방으로 변해서 비축되어 간다. 그러므로 밤 늦게 먹거나 저녁 식사의 열량을 많이 잡는 것은 바람직하지 못하다.

3식의 배분은 가능한 같은 비율로 한다. 저녁 식사를 빨리 하면 다음날 아침 식사는 산뜻한 기분으로 맛있게 먹을 수 있을 것이다.

알콜 음료는 삼가하자

통풍이 있는 사람은 알콜 음료는 먹지 않도록 해야겠지만 '먹어서는 안된다' 라고 단언하는 것은 오히려 역효과가 있고, 단번에 금주를 하는 것은 힘든 일일 것이다. 게다가 금주에 동반되는 초조함이나 불면 증이라는 정신적 스트레스도 무시할 수 없다. 음주가 문제가 되는 것은 술 자체의 해(害) 보다도 칼로리가 오버되고 식사를 하지 않아서 영양적으로 언밸런스해진다는 것, 밤을 새우기 쉽다는 것 등 이차적인 해도 크다.

이 점에 주의하여 소주는 한 잔, 위스키 싱글 2잔, 와인 200cc, 맥주 2컵 정도로 그치도록 하고, 그러다가 서서히 알콜과 멀어지도록 하는 것이 좋다.

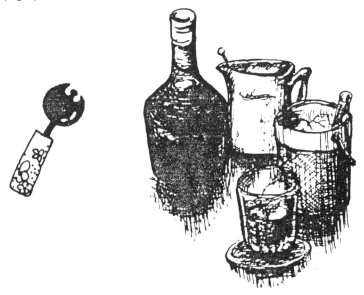

재료별
안심하고 먹을 수 있는 반찬

    통풍이 있는 사람은 푸린체를 신경쓰다가 식사에 소극적인 자세를 취하기 쉬워진다. 고기나 생선, 계란 등을 거의 입에 대지 않는 사람도 있는 것 같은데, 이렇게 되면 오히려 영양의 균형을 잃어 다른 병을 유발시키게 된다. 지나치지 않으면 먹어서는 안될 음식은 거의 없다. 여기에 모은 맛있는 반찬으로 매일의 식사를 즐기자.

● 메추리 알이 든 팔보채

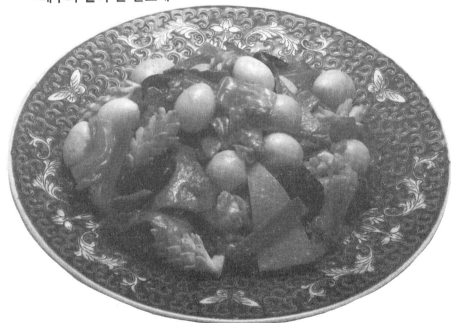

생선 반찬

잊고 있을 때에 발작이 찾아오는 통풍은 상당히 장기적(長期的)인 식이요법을 필요로 한다. 생선을 먹지 않게 되면 반찬이 너무 한정되어 버린다. 단백질의 보급원도 편중되어 버려 오히려 몸에도 좋지 않다. 물론 생선에는 포화지방산이 없어 안심하고 먹을 수 있는 식품이다. 어떤 생선이든 굽거나 찌거나 여러 가지로 모습을 바꾸어 맛있게 먹도록 하자.

브이야베이스

세프란 향이 매력.

재료(4인분)

새우 4마리, 흰살 생선 1마리(600 g), 조개 4개, 마늘, 양파 100 g , 토마토 120 g , 로리에 1장, 스프 3컵, 세프란 조금.

만드는 법

① 새우는 구부려 마디에서부터 등 껍질을 벗긴다. 생선은 머리를 잘라 내고 내장을 빼 뼈채 4등분 정도 한다. 각각에 살짝 소금을 뿌려 10분 정도 둔다.

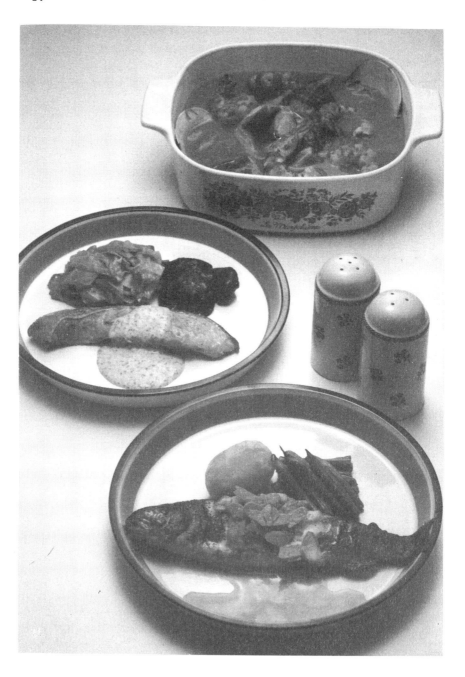

② 마늘, 양파, 토마토는 다진다.

③ 두툼한 냄비에 기름 큰술 1개를 넣어 달구어 마늘, 양파를 볶고 토마토, 로리에를 섞는다. 불에서 내린 생선을 넣고 백포도주를 큰술 2개 넣어 5분 정도 둔다.

④ 스프를 넣고 불을 켜 한 번 끓고 나면 로리에를 꺼내고 불을 약하게 해서 국물을 깨끗하게 한다. 새우는 머리와 껍질을 떼어 놓고 세프란을 넣어 5분 정도 끓인다. 조개를 넣고 소금, 후추로 간을 한다.

생연어 폿세

화이트소스를 얹어 특별하게.

재료(4인분)

생연어 4토막, 우유 3/4컵, 스프 1/4컵, 로리에 1장, 데친 시금치 80g, 생표고버섯 8개, 양배주 300g.

만드는 법

① 후라이팬에 얇게 기름을 두르고 소금, 후추를 친 연어를 올린 뒤 백포도주 큰술 2개를 뿌려 잠시 둔다. 물을 큰술 3개 만큼 넣어 불에 올려 뚜껑을 덮고 찐다.

② 두툼한 냄비에 버터 큰술 1개를 넣고 밀가루 큰술 1개를 넣어 볶는다. 우유, 스프를 넣고 로리에, 다진 시금치를 넣는다. 걸쭉해진 화이트소스를 만들어 ①에 뿌린다.

③ 표고버섯은 줄기를 잘라내고 기름 1큰술로 볶다가 물을 조금 넣고

찐다. 양배추는 사각으로 썰어 살짝 데쳐서 버터 큰술 1개로 볶는다. 각각에 소금, 후추를 쳐 소스를 얹은 연어와 곁들인다.

옥새송어 무니에르

고소하게 볶은 아몬드가 향기롭고 색다른 무니에르이다.

재료(4인분)
옥새송어 4마리, 레몬즙 1/2개분, 슬라이스 아몬드 큰술 4, 감자 4개, 콩깍지 200 g.

만드는 법
① 옥새송어는 아가미, 내장을 제거하고 깨끗하게 씻는다. 물기를 제거해서 소금, 후추를 뿌려 한동안 둔다. 다시 물기를 제거하고 밀가루를 아주 얇게 입힌다. 후라이팬에 기름을 넣어 달구어 속까지 잘 익힌다. 양쪽을 색이 잘 나도록 구워 레몬즙을 뿌려 접시에 담는다.

② 샐러드 기름 큰술 2개를 달구어 슬라이스 아몬드를 약한 불에서 볶아 색이 나면 뜨거울 때 ①에 뿌린다.

③ 감자는 껍질을 벗겨 둥근 채 그대로 부드럽게 삶고, 콩깍지는 색깔 좋게 데쳐 버터를 약간 사용해서 볶는다. 각각을 옥새송어에 곁들인다.

아나고와 가지찜

가지가 아나고의 맛을 듬뿍 흡수하여 푸짐함과 맛을 더하고 있으므로

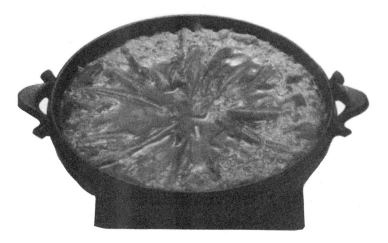

볼륨 있고 맛있게 먹을 수 있는 반찬이다.

재료(1인분)

아나고 80g, 가지(큰 것) 1개, 양파 40g, 콩깍지 2개, 푼 계란 1개분.

만드는 법

① 아나고는 소금으로 비벼 물로 씻고 꼬챙이를 끼어 불을 멀리 대고 조심해서 희게 굽는다. 뜨거운 물에 넣어 기름기를 빼고, 길이 6cm, 폭 1.5cm로 썬다.

② 가지는 껍질을 벗겨 반으로 갈라 3mm 두께로 썰어 물에 담구어 둔다. 양파는 얇게 썬다.

③ 널찍한 냄비에 불을 켜 다시 국물 큰술 5⅓, 미림 큰술 1/2, 엷은 간장 작은술 2개를 넣고 가지와 양파를 부드럽게 끓인다. ①을 방사상으로 놓고 계란 반을 넣고 콩깍지를 보기 좋게 놓는다. 끓기 시작할 때 남은 계란을 넣고 불을 끈다.

생선 국수찜

단백한 흰살 생선은 찜으로서 적당하다. 국수를 얹거나 감자를 얹는
등 여러 가지로 맛의 변화를 즐길 수 있다.

재료(4인분)

흰살 생선 4토막, 국수(마른 것) 100 g, 다시마(길이 20cm)1장, 파.

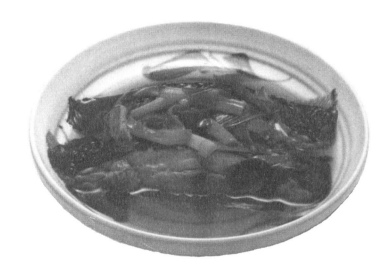

만드는 법

① 생선은 잔뼈를 깨끗하게 제거하고 술 큰술1, 소금 조금을 뿌려둔다

② 국수는 반으로 잘라 물을 듬뿍 잡아 데쳐서 냉수로 씻는다.

③ 다시마는 더러움을 털어내고 4등분한다.

④ 그릇에 ③을 깔고 겉쪽을 위로 오도록 담는다. 김이 오르는 찜통에 넣어 5분 정도 쪄 생선 위에 ②의 국수를 얹어 또 3~4분 정도 찐다.

⑤ 냄비에 다시국물 1컵, 미림, 간장 각 큰술 $1\frac{1}{2}$ 을 넣어 준다.

⑥ 김이 오르는 ④에 익은 ⑤을 얹고 파를 듬뿍 얹어 먹는다.

방어

방어가 한창 많이 잡힐 때는 맛도 좋아 그만 너무 많이 먹게 되는 경우가 있다. 미역을 감아 부피를 주면 그 미역의 맛을 즐기면서 먹게 되기 때문에 지나치게 많이 먹는 것을 방지할 수 있다.

재료(4인분)

방어살 250 g, 생미역 20 g, 무 5cm, 깻잎 4장, 김·겨자 각각 약간. 씩

만드는 법

① 미역은 물로 씻어서 살짝 데쳐 냉수에 담근다. 김도 깨끗히 씻어 각각 물기를 뺀다.

② 무는 껍질을 벗기고 같은 요령으로 살짝 데쳐 물기를 뺀 다음 회에 얹는 식으로 썬다.

③ 방어는 얇게 포를 떠서 하나씩 펴 물기를 뺀 ①의 미역을 조금 넣어 만다.

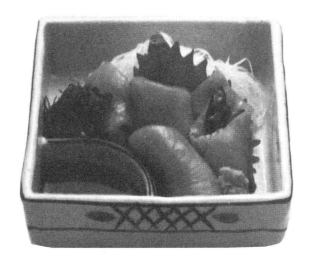

④ 그릇에 ②의 무, 깻잎,③의 방어를 보기 좋게 담아 겨자와 간장을 곁들인다.

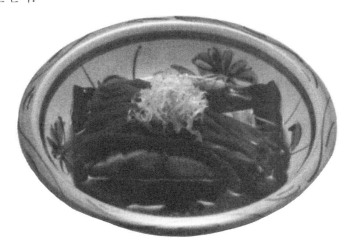

육류 반찬

육류에는 푸린체나 콜레스테롤이 많으므로 전혀 먹지 않는다라는
것은 무리이다. 육류를 먹는 편이 활력이 있고 건강에 좋다고 여겨진
다. 지방이 적은 부분을 선택하여 야채와 함께 먹도록 한다. 그러나 좋아
한다고 해서 큰 스테이크나 데베나 내장요리만 먹어서는 안된다.

폿로스트

한 냄비에 고기와 야채를 찌는 것이므로 큰 수고도 들지 않고 맛도
있다. 덩어리 고기를 사용하면 반찬이 된다.

재료(4인분)
돼지고기 넓적다리살(덩어리) 400 g, 클로우브 조금, 양파(큰 것)
1개, 감자 4개, 당근(큰 것) 1개, 생표고버섯 8장, 콩깍지 20 g, 사과 2
개

만드는 법
① 돼지고기에 소금, 후추를 뿌리고 클로우브를 꽂고 실로 묶어 모양
을 유지시켜 잠시 둔다.
② 양파는 4등분하고 감자는 그대로 껍질을 벗겨 물에 담군다. 당근은
7cm 길이로 썰어 2~4등분하고 면을 깍아내 모양을 만든다. 표고버섯은

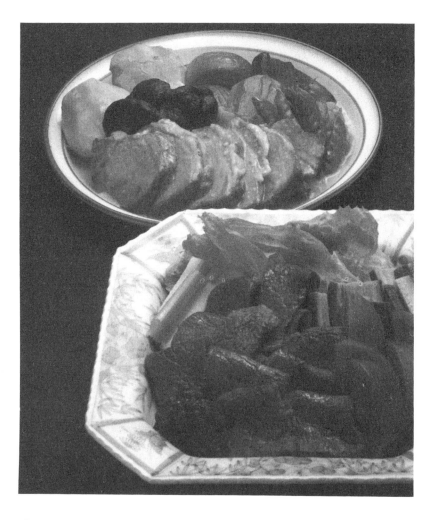

기둥을 잘라내고 콩깍지는 살짝 데친다.

   ③ 후라이팬에 기름 큰술 1개를 둘러 달구어서 ①을 굴리면서 표면을 굽는다. 찜용 냄비에 육즙 채 옮긴다. 양파를 볶고 고기 주위에 콩깍지 이외의 야채를 전부 넣는다. 물 1½, 컵, 소금 작은술 1를 넣어 끓여 약한

불에서 40분 정도 은근하게 익힌다.

④ 감자를 부드럽게 익히고 고기가 다 익으면 고기를 꺼낸다. 클로우브를 빼고 실을 풀어 썬다. 접시에 야채류와 함께 담고 콩깍지를 곁들인다.

⑤ 버터, 밀가루 각 큰술 1개를 섞어둔다.

⑥ 남은 국물은 물을 1컵 정도 더 부어 끓인다. ⑤를 넣어 잘 저어 걸쭉해지도록 소스를 만들어 고기, 야채 위에 얹는다.

쇠고기 거르지 않은 간장 곁들이

콜레스테롤은 고기의 지방 부분에 많으므로 붉은 살이라면 안심이다. 좋은 고기를 사용하여 양이 아닌 맛으로 고기를 즐기도록 하자.

재료(4인분)

소 붉은 살(버터 구이용) 300ｇ, 양상치 3장, 토마토 1개, 오이 2개, 샐러리 1개, 거르지 않은 간장 조금.

만드는 법

① 소고기는 먹기 좋은 크기로 썰어 아주 적은 양의 소금을 쳐 밀가루를 살짝 뿌린다.

② 냄비에 물을 충분한 양 끓여 ①을 살짝 넣었다가 냉수에 잘 식힌다. 채에 받쳐 물기를 빼 둔다.

③ 양상치는 한입 크기로 썰고 토마토는 껍질을 벗겨 반달 모양으로 썬다. 오이는 길쭉하게 썬다. 샐러리는 심을 제거하여 마찬가지로 썰고

각각을 식혀둔다.

④ 그릇에 색스럽게 ③의 야채와 고기를 담아 거르지 않은 간장을 곁들인다.

야채와 고기에 거르지 않은 간장을 쳐 먹거나 양상치로 고기를 싸서 먹도록 한다.

닭고기 가슴살과 완두콩 볶음

완두콩의 신선한 색이 아름답다. 닭고기 가슴살이나 돼지고기라도 기름기가 적은 부분은 칼로리가 낮고 단백질이 풍부하다. 마늘이나 생강의 향을 악센트로 살리면 엷은 맛이라도 괜찮다.

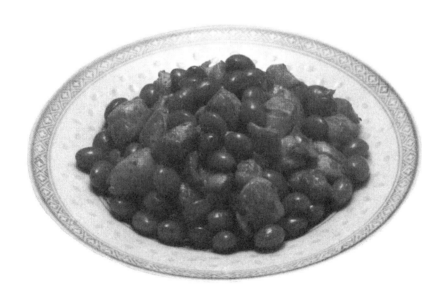

재료(4인분)

닭고기 가슴살 250g, 계란 흰자 조금, 완두콩 100g, 마늘·생강 얇게 썬 것 3개.

만드는 법

① 닭고기 가슴살은 심을 제거하여 1.5cm로 깍뚝썰어 소금 작은술 1/3, 술, 미림 작은술 2개를 뿌려 밑맛을 내 둔다.

② ①에 계란 흰자, 녹말가루, 참기름 각각 조금을 뿌려 맛이 배도록 손가락으로 잘 섞는다. 물을 충분히 잡아 살짝 데쳐 채에 받쳐 물기를 뺀다.

③ 완두콩을 후라이팬에 기름을 약간 두른 뒤 볶아 종이에 받아 뜨거울 때 재빨리 깨끗하게 얇은 껍질을 벗긴다.

④ 마늘은 껍질을 벗겨 얇게 썬다.

⑤ 냄비에 기름 큰술 1개를 둘러 마늘, 생강을 넣어 살짝 볶아 냄새가 오르면 꺼낸다. ②의 가슴살을 넣어 볶고 ③의 완두콩을 넣어 익으면 술 큰술 1, 설탕 조금, 소금 작은술 1/3로 약하게 맛을 내어 색깔 좋게 마무리한다.

·부피를 주고 싶을 때는 저칼로리의 죽순을 첨가해도 좋다.

비엔나와 양배추찜

육류 가공품인 베이컨, 햄, 소세지 등은 지방이나 식염이 많으므로 매일 먹는 습관은 고치는 편이 좋다.

비엔나 소세지도 통째로 양배우와 쪄먹는 정도로 사용하도록 하자.

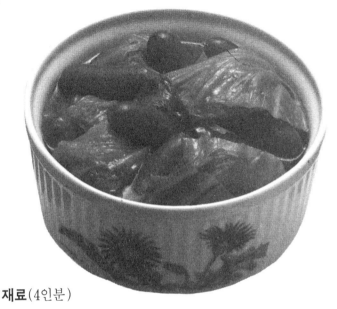

재료(4인분)

양배추 1통(800 g), 스프 1컵, 비엔나 소세지 12개.

만드는 법

① 양배추는 8등분하고 심은 전부 제거하지 말고 조금 남겨 잎이 뿔뿔이 흐트러지지 않도록 한다.

② 큰 냄비에 기름 큰술 2개를 둘러 달구어 ①의 양배추를 넣어 2~3번 위치를 바꾸어 주는 정도로 볶고, 스프, 소금 작은술 1, 후추 조금을 넣고 뚜껑을 꼭 덮어 약한 불에서 30분 정도 은근히 찐다.

③ 양배추가 부드러워지면 비엔나 소세지를 넣는다. 국물에 푹 잠길 정도로 해서 마무리한다.

1인분 씩 접시에 나누어 담아 먹는다.

· 비엔나 소세지에 칼집을 내 주면 모양도 좋고 스프가 배어 들어가 맛도 더하게 된다.

계란 반찬

계란은 영양이 있다고는 해도 푸린체나 콜레스테롤이 많다는 이유로 멀리 하고 있지는 않은가. 특별한 제약을 받고 있지 않은 사람은 반드시 하루 1개씩 먹도록 하자. 계란은 가까이 있는 양질의 단백질원으로 그외에 단백질에 없는 중요한 아미노산을 함유하고 있다.

어떤 식품과도 잘 어울리므로 양식, 한식 어느 방식으로든 조리할 수 있다. 소금기가 적어도 맛있게 먹을 수 있는 것도 매력이다.

계란 구이 2종

학창 시절 도시락 반찬이 그리워지는 계란 구이는 심으로 색스러운 것을 넣어 말면 아침 식탁이 매우 화려해진다.

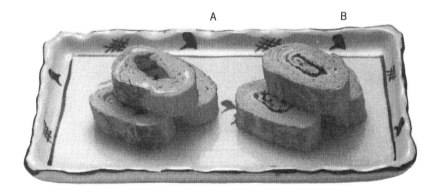

A 장어 계란 말이

재료(4인분)

계란 3개(다시 국물 큰술 3, 설탕 큰술 1½, 미림 작은술 1, 소금 작은술 1 / 4, 간장 조금), 장어 구운 것, 1 / 2 마리(50 g).

만드는 법

① (   ) 안의 조미료를 섞는다.

② 볼에 계란을 깨서 넣고 ①을 살며시 넣는다.

③ 장어는 길고 가늘게 썬다.

④ 후라이팬을 달구어 기름을 얇게 둘러 계란의 1 / 3을 넣는다. 반숙 상태로 구워지면 장어를 놓고 심으로 해서 계란을 만다.

⑤ 후라이팬 빈 곳에 기름을 발라 남은 계란을 넣어 구워 감는다. 식으로 계란구이를 만들고 발에 올려 모양을 다듬어 식으면 썬다.

B 계란말이

재료(4인분)

계란 4개(다시국물 큰술 4, 설탕 큰술 1⅓, 미림 작은술 1, 소금 작은술 1 / 3, 간장 조금), 파래김 큰술 1개.

만드는 법

A와 마찬가지로 굽는다. 1 / 3의 계란이 반숙이 되었을 때, 전후 3㎝ 남기고 파래김을 뿌린다.

계란과 시금치 볶음

계란을 사용한 중국식 볶음 요리이다. 살짝 익힌 시금치와 계란의
노란색이 아름답다. 베이컨은 맛을 내는 정도로.

재료(4인분)
계란 2개, 시금치 2 / 3 단, 부추 50 g, 베이컨 1개.

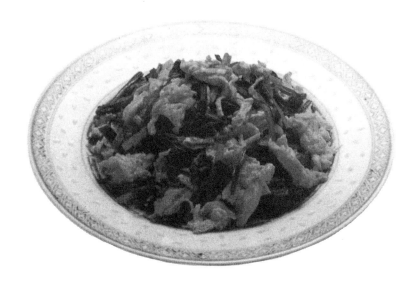

만드는 법
① 계란은 깨서 소금을 약간 넣어 저어 둔다.

② 시금치는 4㎝ 길이로 썰어 씻어 채에 받친다.

③ 부추는 깨끗이 씻어 4㎝ 길이로 썬다.

④ 베이컨은 뜨거운 물에 데쳐 기름기를 빼 가늘게 채 썬다.

⑤ 중국 냄비에 기름 큰술 1½을 넣고 연기가 날 정도로 달군다. 냄비에 기름을 잘 두른 뒤 ①의 계란을 한 번에 넣어 큼직하게 서로 엉킬 정도로 계란을 볶아 일단 접시에 꺼낸다.

⑥⑤의 냄비에 기름 큰술 2개를 넣고 베이컨을 살짝 볶은 뒤 시금치, 부추순으로 넣어 재빨리 기름을 배게 한다. 술 큰술 1개, 소금 작은술 1/2로 맛을 내고 ⑤의 계란을 다시 넣고 전체를 섞어 재빨리 접시에 담는다.

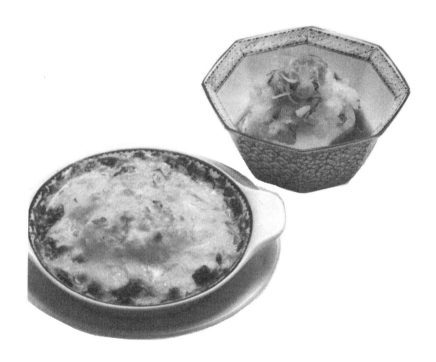

우유 반찬

우유는 양질의 단백질원으로 비타민 B_1이나 칼슘이 많이 들어 있다. 매일 한 컵을 기준으로 빼놓지 말고 마시도록 하자. 아침이나 목욕 때에 마시는 습관을 들이는 것이 좋지만 그것이 잘 되지 않는 사람은 반찬이나 디저트로 사용하면 점점 마시는데 익숙해지는 것이다. 스킴 밀크나 커티지 치즈는 저칼로리므로 살 찌는 것을 걱정하는 사람에게는 가장 적합하다.

맛슈룸과 콘 크림죽

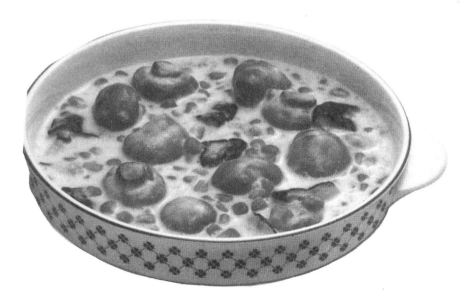

재료(4인분)

맛슈룸 통조림 150g, 콘 통조림 100g, 생 표고버섯 4개, 스프, 우유 각 1/2컵.

만드는 법

① 맛슈룸, 콘은 통조림에서 꺼내 물을 빼둔다.

② 생 표고버섯은 줄기를 잘라낸다.

③ 두툼한 냄비에 기름 큰술 1/2을 둘러 달구어 맛슈룸,②를 살짝 볶는다. 스프를 넣고 소금 약간으로 간을 낸 뒤 끓인다.

④ 콘,우유를 넣고 끓여 맛을 보아 물에 푼 녹말가루 큰술 하나를 넣어 걸죽함을 낸다.

커티지 치즈 샐러드

커티지 치즈를 레몬즙과 마요네즈에 섞어 먹기 좋게 만든다.

재료(4인분)

커티즈 치즈 150g, 마요네즈 큰술 2, 레몬즙 1/4개분, 토마토(중) 2개, 그린아스파라커스 6개.

만드는 법

① 토마토는 꼭지, 껍질, 씨를 제거하고 옆으로 잘라둔다.

② 아스파라거스는 소금으로 데쳐 냉수에 헹군다. 토마토에 맞추어 잘라 토마토 위에 얹는다.

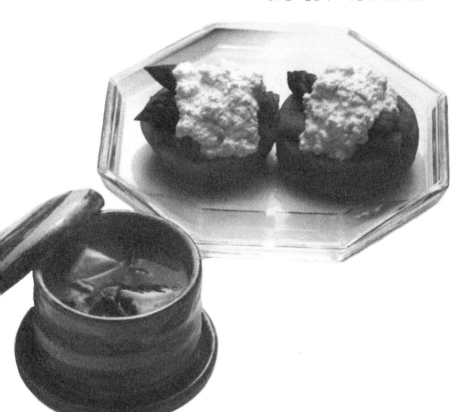

③ 커티지 치즈에 레몬즙, 마요네즈를 넣어 ②에 얹는다.

우유 두부

계란 흰자와 우유를 깨끗하게 찐다.

재료(4인분)

계란 흰자 3개분, 우유 1½컵, 어묵 1개, 세닢 조금.

만드는 법

① 계란 흰자는 거즈로 걸러 우유와 섞어 소금 작은술 1 / 3로 맛을 낸다.

② 어묵은 구워 사각으로 썬다.

③ 공기에 ②를 넣고 ①을 붓는다. 김이 오르는 찜통에서 2분 정도 쪄 불을 약하게 한 뒤 12분 정도 은근하게 찐다.

④ 작은 냄비에 다시국물 1 / 2컵. 소금 작은술 1 / 4, 미림 작은술1, 엷은 간장 조금을 섞어 한번 끓여 국물을 만든다.

⑤ 다 쪄지면 세닢을 얹고 ④를 뿌린다.

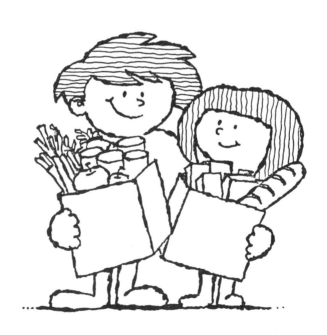

두부 반찬

두부는 아주 오래 전부터 우리들에게 있어서 중요한 단백질 중 하나였다. 필수 아미노산이 함유되어 있고 고기에 뒤지지 않을 정도의 양분을 갖고 있다. 소화도 잘 되고 가격도 싸고 1년 내내 우리 주위에 있다. 그러므로 동물성 식품을 피해야 하는 통풍 환자에게 있어서는 고마운 식품이다. 볶거나 굽거나 다른 것들과 잘 섞어서 여러 가지로 변화를 주어 계절감을 내어 먹도록 하자.

꽃 두부

'꽃 두부.' 자못 계절감이 드는 아름다운 이름이다.

재료(4인분)
두부 1모, 감자 50 g , 계란 흰자 1 / 3개분, 강남콩·팥(각각 삶은 것) 25알, 새끼송이 100 g , 콩깍지 12개, 유자 채 썬 것 조금

만드는 법
① 두부는 행주로 싸서 무게를 주어 한동안 놓아두어 물을 뺀다.
② 감자는 껍질을 벗겨 절구에 넣어 빻는다. ①의 1 / 3을 넣고 같이 빻고 남은 두부도 넣어 섞는다.
③ 그릇에 랩을 깔고 강남콩, 팥을 뿌린다. 남은 것은 ②에 섞어 넣어

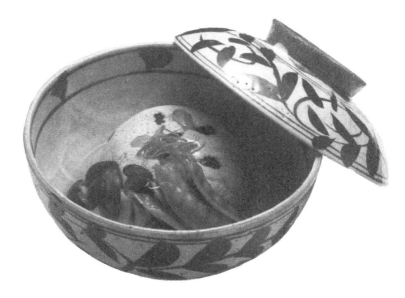

김이 오르는 찜통에서 7~8분 찐다.

④ 냄비에 다시국물 1컵, 미림 큰술 2／3, 엷은 간장 작은술 2, 소금 작은술 1／5을 넣고 랩을 벗긴 ③을 넣어 10분 정도 익힌다. 새끼 송이와 콩깍지도 살짝 익힌다.

⑤ 그릇에 두부와 새끼 송이, 콩깍지를 담고 남은 국물에 녹말가루를 조금 넣어 걸쭉하게 한 뒤 위에 뿌리고 유자를 곁들인다.

두부 구이 조림

두부를 얇게 썰어 피카타풍으로 구워 중국식으로 조린 것이다. 후라이 팬에 살짝 넣는 정도로 해서 그것을 잘 조려 맛이 전부 어우러지도록 하자.

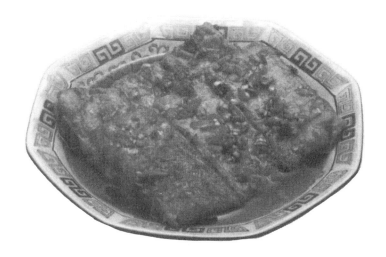

재료(4인분)

두부 1모, 계란 1개, 파 8cm, 스프 1컵.

만드는 법

① 두부는 가볍게 물을 빼 1cm 두께로 썰어 행주로 싸 표면의 물기를 닦아낸다.

② 계란을 풀어 놓는다.

③ ①에 밀가루를 살짝 뿌려 계란에 담군다.

④ 후라이팬에 기름을 둘러 달구어 ③을 넣는다. 중불보다 다소 약한 불에서 양면을 색깔좋게 굽는다. 한 번에 후라이팬에 다 넣을 수 없으면 각각 넣을 때마다 기름을 둘러 정성스럽게 굽는다.

⑤ 파는 다진다.

⑥ 냄비에 구운 두부를 전부 넣는다. 파와 스프, 간장 큰술 2, 설탕 큰술 1/2을 넣어 5~6분 간 은근히 조린다.

⑦ 뜨거울 때 국물 채 접시에 담는다.

· 산뜻하게 먹고 싶을 때는 기름의 양을 적게 해서 구워 뜨거울 때 간장이나 된장을 끼얹어 먹어도 좋다.

계란 두부

엷은 맛으로 튀긴 유부와 계란을 곁들이는 찜이다. 큼직한 것이 남성다운 매력이 있다.

재료(4인분)

유부 1½장, 계란 3개, 다진 생강 조금.

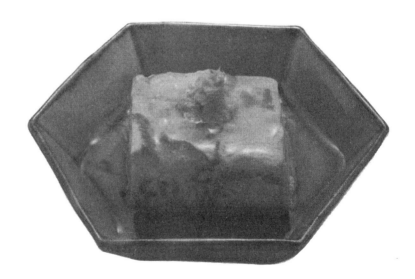

만드는 법

① 유부는 뜨거운 물에 담았다 꺼내 기름기를 빼내 한 입 크기로 썬다.

② 냄비에 다시국물 1 / 2컵, 미림 · 생강을 각 큰술 1개를 섞어 불에 올린다.

①을 넣어 10분 정도 조려 그대로 식힌다.

③ 다시국물 3 / 4컵에 소금 작은술 2 / 5, 엷은 간장 작은술 1 / 2을 섞는다.

④ 다른 그릇에 계란을 풀어 ③을 살며시 넣어 섞는다.

⑤ 틀(11cm×13.5cm)에 식은 ②를 넣고 ④도 붓는다.

⑥ 찜통에 ⑤를 넣어 중불로 불을 낮추어 12~13분 천천히 찐다. 중앙 쪽 계란이 굳으면 찜통에서 꺼내 조금 식으면 칼로 썬다.

⑦ 작은 냄비에 다시 국물 3 / 4컵, 엷은 간장 작은술 1, 소금 작은술 1 / 5을 넣고 끓이다가 녹말가루로 걸쭉하게 하여 소스를 만든다.

⑧ 그릇에 1인분으로 썬 ⑥을 담고 소스를 뿌리고 생강을 곁들인다.

· 유부를 넣지 않고 쪄도 계란 두부가 된다.

두부 볶음

부드러운 맛이 나는 가족 반찬으로 엷은 맛이어서 많이 먹을 수 있다

재료(4인분)

두부 2모, 파 30 g, 생표고버섯 3개, 돼지고기 60 g, 데친 죽순 50 g, 당근 80 g, 꼬투리째 먹는 청대 완두 20 g, 계란 2개.

만드는 법

① 두부는 살짝 뜨거운 물에 데쳐 행주를 깐 채에 받쳐 식으면 짠다.

② 파는 잘게 썰고 표고버섯은 줄기를 잘라내고, 다른 재료와 함께 전부 채썬다.

③ 냄비에 기름 큰술 2개를 둘러 달구어 돼지고기, 당근, 표고버섯, 데친 죽순, 꼬투리째 먹는 청대 완두를 볶고 마지막으로 ①을 넣는다. 설탕 큰술 4½, 간장 큰술 2, 소금 작은술 1로 맛을 내 3~4분 익혀 파를 섞는다. 푼 계란을 몇 번으로 나누어 반숙 상태로 마무리한다.

납두 두부

푸린체가 많다고 일컬어지는 납두는 밥에 놓아 먹으면 그만 너무 많이 먹게 되고 만다. 두부에 얹어 처음부터 딱 정해진 분량으로 먹는 편이 안심이다.

재료(4인분)

두부 2모, 납두 2줌, 파 6㎝, 멸치 큰술 2, 겨자 작은술 1, 파래김 조금.

만드는 법

① 파는 다진다.

② 납두는 다져 ①과 겨자를 넣어 잘 섞어 두고, 파래김, 간장 큰술 2개를 섞는다.

③ 두부 1 / 2모를 그릇에 담고 ②를 듬뿍 쳐 먹는다.

· 멸치 대신 말린 새우를 넣어도 좋다.

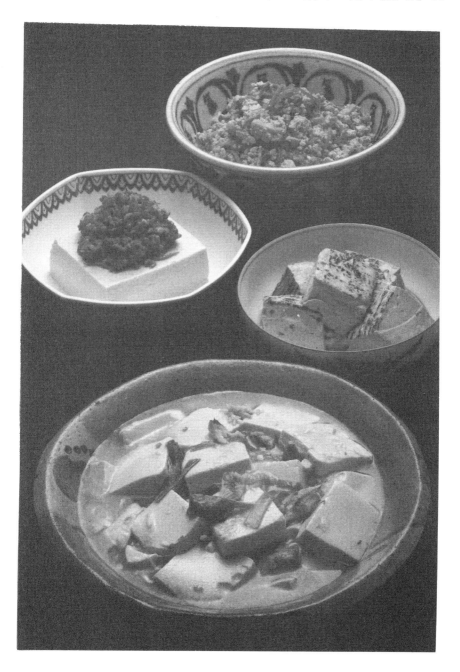

구운 두부 조림

두부를 조려 먹는 것도 맛있고, 소박한 맛을 느낄 수 있다.

재료(4인분)
구운 두부 2모

만드는 법
① 두부는 반으로 썰어 소금을 넣은 뜨거운 물에 30분 정도 데친다. 그대로 식혀 1/2모를 넷으로 썬다.
② 냄비에 물 1½컵, 술 큰술 2, 설탕·간장 각 큰술 1개를 섞어 ①의 두부를 넣고 20분 정도 은근히 조린다. 그대로 한동안 두면 맛을 흡수하게 된다.
③ 국물이 식었을 때 다시 불 위에 얹어 국물이 적어질 때까지 조린다.
· 색을 내기 위해 꼬투리째 먹는 청대 완두를 넣어도 좋다.

게두부

품위있는 두부 요리이다. 추운날 이 요리를 만들도록 권하고 싶다.

재료(4인분)
두부 2모, 게 통조림 100g, 생강즙 조금, 미나리(또는 부추) 1/4단, 스프 1컵.

만드는 법

① 두부는 2cm로 썰어 엷은 소금물에 담가둔다.

② 게는 통에서 꺼내 국물을 제거한다. 살을 발라 낸다. 술 작은술 1과 생강즙을 뿌려 둔다.

③ 부추는 씻어서 3cm 길이로 썬다.

④ 중국 냄비에 기름 큰술 2를 둘러 달구어 게와 ③을 살짝 볶아 ④ 두부를 넣는다. 스프를 넣고 한소끔 끓으면 술 큰술 1, 소금 작은술1, 설탕 작은술 1/2을 넣어 맛을 내 5~6분 은근히 조린다.

⑤ 녹말가루 큰술 1에 물 큰술 2를 넣어 ⑤ 전체에 넣어 걸쭉하게 만든 다음 마무리한다.

· 미나리, 부추 등 향이 강한 푸른 채소를 사용하면 맛이 좋고 파를 다져 대용해도 좋다.

· 게 대신 프레스 햄을 사용해도 좋다.

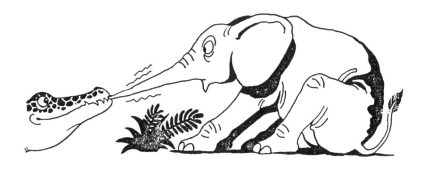

야채 반찬

알고 있는 바와 같이 야채는 알칼리성 식품으로 비타민 A, C, 미네 랄, 섬유 등이 몸의 컨디션을 정비하는 작용을 한다. 적극적으로 야채를 먹도록 한다. 그 중에서 녹황색 채소에는 비타민 A가 많아 기름을 사용 하면 효과적이다.

당근과 강남콩 피넛츠 무침

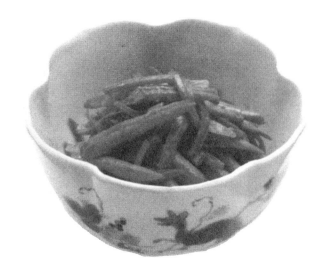

피넛츠가 맛을 색다르게 만든다.

재료(4인분)

당근 120 g, 꼬투리째 먹는 청대 완두 150 g, 피넛츠 버터 큰술 2.

만드는 법

① 당근은 껍질을 벗겨 3.5cm 길이, 4mm 폭으로 썬다. 소금을 넣은 뜨거운 물에서 3~4분 데쳐 채에 받친다.

② 꼬투리째 먹는 청대 완두는 소금을 뿌려 열탕에 넣는다. 색이 곱게 데쳐지면 물기를 빼 비스듬히 썬다.

③ ①과 ②을 섞어 간장을 조금 뿌린다.

④ 피넛츠 버터에 술 큰술 1 / 2을 넣고 설탕 큰술 1, 간장 작은술 2, 소금 작은술 1 / 5을 섞는다.

⑤ ③의 국물을 가볍게 짜내고 ④로 무친다.

· 시금치, 양배추도 해도 좋다.

호박 무니에르

호박에는 비타민 A가 많으므로 찌는 것 보다 기름을 사용하는 편이 영양적으로 좋다고 할 수 있다. 게다가 밀가루를 묻쳐 구우면 아주 색다른 맛있는 음식이 된다.

재료(4인분)

호박 300 g, 파세리.

만드는 법

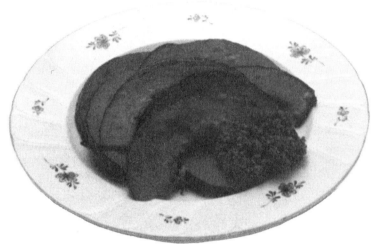

　① 호박은 씨를 빼내고 껍질을 벗기지 않은 채 7㎜ 두께 반달썰기한다.
. 뜨거운 물을 많이 잡아 3~4분 데쳐 식힌다. 표면이 마르면 밀가루를
살짝 뿌려 여분의 밀가루는 털어낸다.

　② 후라이팬에 기름 큰술 2개를 둘러 달구어 ①을 겹쳐지지 않도록
넣는다. 타지 않도록 양면을 뒤집으면서 구워 접시에 담아 차례차례
호박을 굽는다.

　③ 후라이팬에 호박을 다시 넣고 버터 큰술 1개를 넣는다. 소금 작은
술 2/5, 후추 약간으로 맛을 내어 마무리한다.

　④ 접시에 잘 담아 파세리를 곁들인다.

　· 밀가루의 양은 극히 적게 한다.

치즈 얹은 브로컬리

비타민 C가 풍부한 브로컬리
그 신선한 초록빛에 치즈가 잘 어울린다.

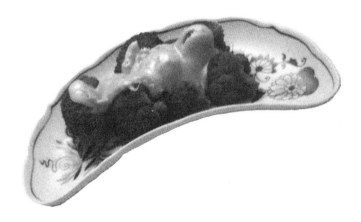

재료(4인분)

브러컬리 1다발(250g), 내츄럴 치즈 80g.

만드는 법

① 브로컬리는 작게 나누어 소금 한줌을 넣은 열탕에서 색깔 좋게 데쳐낸다. 채에 받쳐 물기를 빼 접시에 담는다.

② 내츄럴 치즈는 작은 냄비에 넣어(전자 렌지에 넣어도 좋다) 녹여 데친 브로컬리 위에 얹어 먹는다.

· 색깔 좋게 데친 브로컬리는 식혀서 마요네즈를 얹거나 샐러드로 버터에 볶거나 스튜 등에 넣어도 좋고, 식초 저림으로 사용할 수 있다.

· 브로컬리는 11월에서 12월 무렵이 성수기이고 맛이 좋지만 거의 1년 내내 있다.

무 조림

무가 단맛을 더해 가는 계절에 권하고 싶다. 무가 갈색이 될 때까지 닭고기 국물로 조린다. 맛이 든 무는 1인분 200g 정도 맛있게 먹을 수 있다.

재료(4인분)

무 600g, 닭고기 가슴살 200g, 양파(다진 것) 30g, 계란 1/2개, 빵가루 큰술 2, 생강즙 조금.

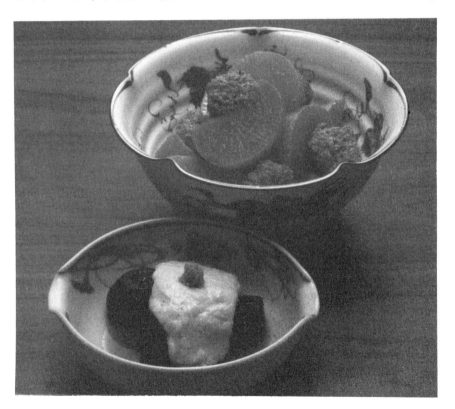

만드는 법

① 무는 껍질을 벗겨 1.5㎝ 정도의 두께로 썰고 큰 것은 반달 썰기한
다. 물을 듬뿍 잡아 3~4분 데친다.

② 불에 닭고기 가슴살, 양파, 계란, 빵가루, 생강즙, 간장 작은술 1,
소금 조금을 넣어 섞는다.

③ 다시국물 큰술 2, 술·설탕·미림 각 큰술 1, 간장 큰술 $1\frac{1}{2}$ 을 넣어
끓인다. 스푼으로 ②를 퍼넣어 약한 불에서 쪄 완자를 만들어 접시에
담는다.

④ ③의 국물에 다시국물 3/4을 첨가, ①의 무를 넣어 약 10분간
조린다. 소금 작은술 3/4으로 간을 하여 무가 부드러워질 때까지 조린
다. ③의 완자도 넣어 3~4분 더 끓여 불을 낮추고 식을 때까지 그대로
둔다.

소스를 얹은 가지

야채를 좋아하지 않는 남성이 많은 것 같은데 생야채만 먹는다는 생각
을 버리고 먹기 좋게 요리하는 방법으로 젓가락을 유도하도록 하자.

재료(4인분)

가지 8개, 튀김 기름, 참마 200g, 계란 흰자 1/2개분, 겨자 약간.

만드는 법

① 가지는 꼭지를 떼어내고 물에 씻어 물 속에 담구어 아린 맛을 빼
낸다.

② 튀김 기름을 중 정도의 온도로 해서 ①을 잘 닦아 익힌다. 튀긴 다음에는 열탕에 넣어 기름기를 뺀다.

③ 냄비에 다시국물 1컵, 미림 큰술 $1\frac{1}{2}$, 엷은 가장 큰술 1, 소금 작은술 1 / 2과 ②를 넣어 끓인 뒤 식힌다.

④ 참마는 껍질을 벗겨 갈아 계란 흰자와 잘 섞는다.

⑤ 그릇에 ③의 가지를 담고 국물도 조금 끼얹는다.

⑥ 참마 간 것과 겨자를 곁들인다.

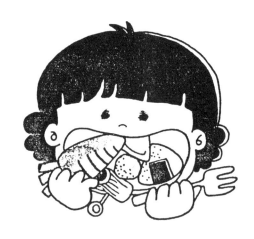

감자 반찬

감자에는 당질이 많으므로 살이 찐다고들 하지만 빵이나 밥에는 적은 비타민, 미네랄이 많이 함유되어 있다. 특히 감자나 고구마에는 비타민 C가 많고 구워도, 쪄도 줄지 않는다는 이점이 있다. 남성은 참마를 좋아하는 것 같고 1년 내내 감자는 있고 요리법도 다양하므로 반찬으로 써도 최적이다. 매일 다른 모습으로 얼굴을 내밀게 하자.

감자와 베이컨 볶음

감자와 베이컨은 아주 잘 어울린다. 베이컨은 가능한 기름이 적은 것을 선택하도록 하자.

재료(4인분)

감자 $3\frac{1}{2}$ 개, 베이컨 2장, 파세리 다진 것 조금.

만드는 법

① 감자는 껍질을 벗겨 두툼하게 썰어 물에 담근다.

② 베이컨은 잘게 썬다.

③ 냄비에 기름 큰술 $1\frac{1}{2}$ 을 달구어 ②를 살짝 볶는다. 물기를 잘 뺀 ①의 감자를 넣어 한번 섞어 전체에 기름이 배게 한 뒤 뚜껑을 덮는다.

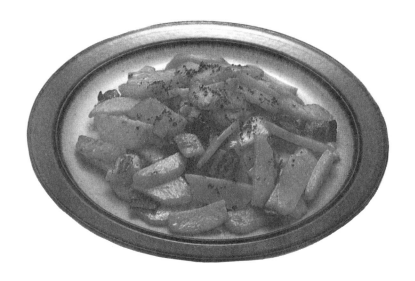

④ 익었으면 맛을 본 뒤 소금, 후추를 친다. 접시에 담고 파세리를 뿌린다.

· 감자, 베이컨은 채 썰고 기름으로 볶아 치즈 가루를 뿌리거나 중앙에 계란을 깨넣어 구우면 가벼운 아침 식사가 된다.

· 베이컨에는 염분이 상당히 많으므로 소금을 삼가할 것.

닭고기 얹은 토란

고기를 갈아 넣으면 토란이 아주 맛있게 된다. 토란은 엷은 맛으로 조린다. 그편이 새로운 맛을 살릴 수 있다.

재료(4인분)
토란 500 g , 닭고기 간 것 150 g , 생강즙 조금.

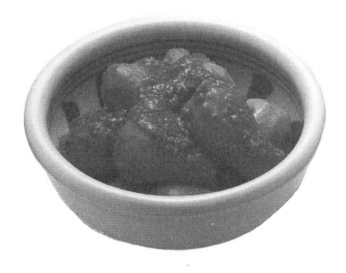

만드는 법

① 토란은 껍질을 벗겨 5분 정도 삶는다. 물에서 잘 씻어 미끄러운 기를 없앤다.

② 냄비에 다시국물 $1\frac{1}{2}$컵, 설탕 큰술 2, 소금 작은술 2 / 3와 ①을 넣어 불에 얹어 10분 정도 끓인 뒤 간장 작은술 2를 넣는다. 불을 약하게 한 뒤 5~6분 조린다.

③ 작은 냄비에 닭고기 간 것, 술, 미림, 간장 각 큰술 1을 넣어 불에 얹고 젓가락으로 잘 저으면서 고기를 충분히 익힌다. 고기가 익으면 1 / 2컵의 다시국물을 넣어 한소끔 끓으면 녹말가루를 물에 녹여 조금 넣어 걸쭉하게 하고 생강즙을 넣어 소스를 만든다.

④ 그릇에 토란을 담고 소스를 끼얹는다.

튀김 2종

남성이 잘 먹지 않는 토란. 기름과 콤비를 이루면 먹기 좋은 술안주가
된다.

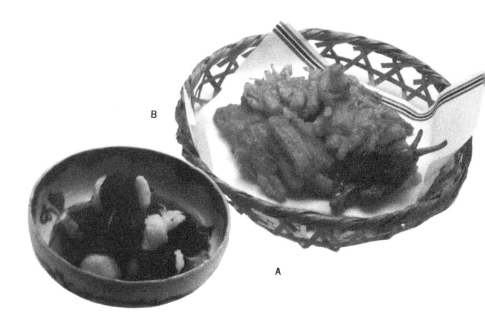

B

A

A 토란 튀김

재료(4인분)

토란 200 g , 당근 50 g , 계란 1 / 2개, 튀김기름, 고추 8개.

만드는 법

① 토란은 껍질을 벗겨 5cm 길이, 5mm 폭으로 썰어 물에 담가둔다.

② 당근은 5cm 길이로 ①보다 다소 가늘게 썬다.

③ 밀가루 큰술 6개, 녹말가루 큰술 1개를 섞어 채에 친다.

④ 계란을 풀고 물을 1 / 2컵 넣어 볼에 담는다. 소금 작은술 1 / 5과 ③을 넣어 살짝 섞어 물기를 뺀 ①과 ②를 가볍게 섞는다.

⑤ 튀김 기름을 170도 정도로 달구어 ④의 재료를 조금씩 젓가락으로 집어 기름 속에 넣고 튀긴다.

⑥ 고추는 몇 개씩 기름에 튀긴다.

⑦ 종이를 깐 그릇에 튀긴 것을 담는다.

B 김말이 튀김

재료(4인분)

토란 200g, 김 2장, 튀김기름.

만드는 법

① 토란은 껍질을 벗겨 식초물에 담근다. 물을 빼 절구에 빻아 소금을 약간 섞는다.

② 김은 반으로 잘라 한쪽에 살짝 녹말가루를 바른다. 1 / 4정도의 ①을 얹어 만다. 썰어서 달군 기름에 튀긴다.

③ 다시국물 큰술 3, 간장 작은술 2, 미림 작은술 1개를 끓여 ②에 끼얹는다.

과일 반찬

과일에는 비타민 C나 칼륨이 풍부하다. 수분이 많은 수박, 포도, 귤, 딸기 등은 이뇨작용(利尿作用)이 있으므로 특별히 더 좋다고 할 수 있다. 매일 빼놓지 않고 먹어야 한다. 다만 야채보다 훨씬 당질이 많으므로 지나치지 않도록 주의한다. 과일을 먹을 기회가 적은 사람은 무 간 것을 무치거나 초로 만들어 반찬으로 첨가하도록 하자.

후루츠 샐러드

여러 가지 과일을 넣어 차게 한 요구르트 무침, 신선한 샐러드이다.

재료(4인분)

사과, 감, 바나나, 키위, 오렌지 각 1개, 레몬즙 1/2개분, 프레인요구르트 $1\frac{1}{2}$ 컵, 꿀 큰술 2~3.

만드는 법

① 사과는 4등분 하여 껍질과 심을 제거한다. 감은 껍질을 벗겨 잘라 씨를 빼낸다. 각각 1.5cm 크기로 썰어 둔다. 바나나는 껍질을 벗겨 8mm 정도로 썬다. 키위는 얇게 껍질을 벗긴다. 오렌지는 껍질을 벗겨낸다.

② 과일을 전부 섞어 레몬즙을 뿌려 둔다.

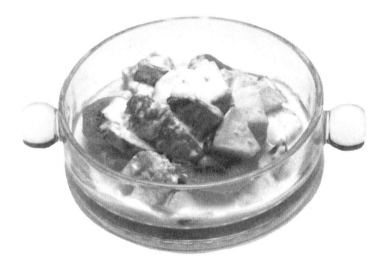

③ 프레인 요구르트에 꿀을 섞고 ②를 무쳐 그릇에 담는다.

· 프레인 요구르트에는 꿀을 넣지 않고 기호에 따라 설탕을 뿌리는
것도 좋다.

사과 참마 식초 절임

사과와 참마가 사각사각하게 잘 어울린다.

재료(4인분)
사과 1 / 2개, 참마 200 g , 김 조금.

만드는 법
① 사과는 껍질을 벗겨(껍질이 있는 것도 조금 넣으면 색이 아름다워
진다.) 3.5cm 길이, 5mm 폭으로 길게 썰어 엷은 소금물에 담군다.

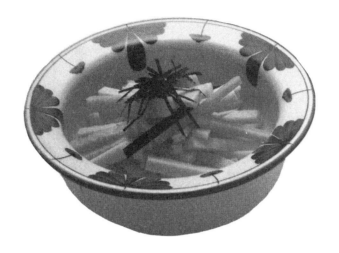

② 참마는 껍질을 벗겨 식초물에 담군다. 물기를 제거해서 사과와 크기를 맞춰 썬다.

③ 김은 가늘게 썰어둔다.

④ 식초 큰술 1, 설탕 작은술 1, 소금 작은술 1 / 4을 섞는다.

⑤ 사과, 참마를 섞어 ④로 무친다. 그릇에 담고 위에 김을 얹는다.

· 오이를 섞으면 색이 아름다워진다.

· 참마는 아린 맛이 강하므로 하얗게 될 때까지 식초에 담궈 둘 것.

귤과 오이 식초 절임

귤도 식초 저림을 하면 자신도 모르게 젓가락을 뻗치게 된다.

재료(4인분)

귤 1개, 오이 2개, 미역(불린 것) 100 g.

만드는 법

① 귤은 얇게 껍질을 벗겨 씨를 빼고 큼직하게 썬다.

② 오이는 얇게 썰어 소금 작은술 1개, 물을 조금 뿌려 둔다. 행주로 감싸 살짝 씻어 물을 짜낸다.

③ 미역은 살짝 씻어 열탕에 데쳤다가 냉수에 헹궈 3㎝ 정도로 썬다.

④ 식초 큰술 2, 물 큰술 1, 엷은 간장 큰술 1/2, 설탕 작은술 1, 소금 조금을 섞는다.

⑤ 미역, 오이를 ④의 식초 큰술 1개로 무쳐 가볍게 짠다. 귤을 넣고 나머지 ④로부터 그릇에 담는다.

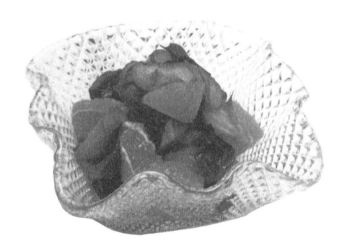

밥, 면류

일반적으로 통풍인 사람 중에 살이 찐 사람이 많다. 칼로리의 제한은 밥이나 면류의 곡류를 과식하지 않는 것에서부터 시작한다. 밥이나 면의 양이 적어도 만족하는 방법은 여러 가지가 있다. 밥 위에 반찬을 얹는다 거나 조개를 가득 넣은 국물에 면을 만다거나 밥이나 면만으로 배를 가득 채우지 않는 것이 중요하다.

미역 덮밥

밥의 양을 줄인다 해도 식사 때의 공복감이 남아 단 것을 간식으로 먹어서는 안된다. 칼로리인 미역을 사용한 덮밥이라면 보기에도 풍부 하고 밥의 양은 공기 하나뿐이지만 만족감을 느낄 수 있을 것이다.

재료(4인분)
미역(생) 15 g , 멸치, 세닢 10 g , 계란 1개, 밥 100 g .

만드는 법
① 미역은 살짝 씻어 더러움을 제거하여 3cm 길이로 썬다.
② 멸치에는 뜨거운 물을 뿌린다.
③ 세닢은 3cm 길이로 썬다.
④ 계란을 풀어둔다.

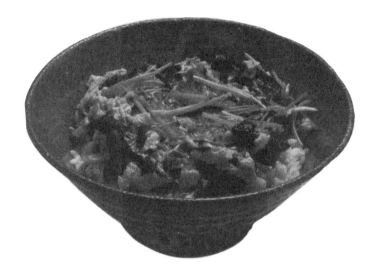

⑤ 작은 후라이팬에 다시국물 큰술 3, 술 큰술 1/2, 미림 작은술 2, 엷은 간장 작은술 1을 넣어 불에 올린다. 미역, 멸치를 넣어 살짝 끓이고 세닢을 뿌린 뒤 계란을 전체에 부어 반숙 정도에서 불을 끈다.

⑥ 그릇에 뜨거운 밥을 담고 ⑤를 위에서부터 얹는다.

· 푸른 채소를 곁들여도 좋다.

· 신선한 미역이 나오는 봄에는 더욱 맛있다.

모듬밥

여러 가지를 넣고 지은 밥은 부피감이 있고 흰밥에 비해 영양가도 높다. 때로는 계절감을 나타내 주는 것도 좋다.

쌀은 현미를 사용하고 있다. 이 쌀에는 일상 식사로는 섭취하기 힘든 비타민 B_1, B_2, B_6나 노화방지에 효과가 있는 비타민 E가 많이 함유되어

있다. 저항감이 있는 사람은 다른 것들을 섞어 넣고 밥을 지음으로써
차차 익숙해져 가도록 하자.

재료(6인분)

현미 $2\frac{1}{2}$ 컵, 찹쌀 1 / 2컵, 닭고기, 송이 버섯 각 100ｇ, 당근 60ｇ,
밤 18개, 작은 새우 12마리, 꼬투리째 먹는 청대 완두 조금.

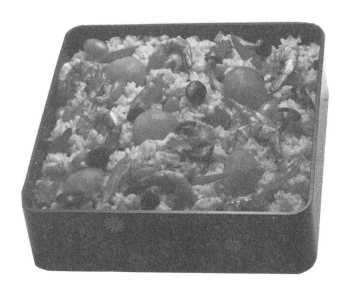

만드는 법

① 찹쌀은 씻어 채에 받쳐 현미와 섞는다. 물 3컵에 담구어 1시간
이상 두었다고 물을 뺀다.

② 닭고기는 잘게 찢는다. 송이버섯은 손질하고 당근은 꽃모양으로 썬다.

③ 다시국물 1 / 2컵으로 당근을 2~3분 익힌다. 술, 미림, 엷은 간장 각 큰술 1로 맛을 내고 닭고기, 송이버섯을 넣어 살짝 끓이고 다소 식으면 국물은 따로 말아낸다.

④ ③의 국물과 물로 $3\frac{3}{4}$ 컵을 만들어 ①을 넣고 술 큰술 2, 소금, 간장 각 작은술 1를 넣어 밥을 짓는다. 지은 밥에 ③의 건더기를 얹어 섞는다.

⑤ 작은 새우는 껍질 그대로 소금물에 데친다. 그 뒤 껍질을 벗겨 술, 소금 각각 조금씩을 뿌린다.

⑥ 청대 완두는 소금으로 데쳐 어슷하게 썬다.

⑦ 그릇에 밥을 담고 완두, 새우, 밤, 청대 완두를 보기 좋게 담는다.

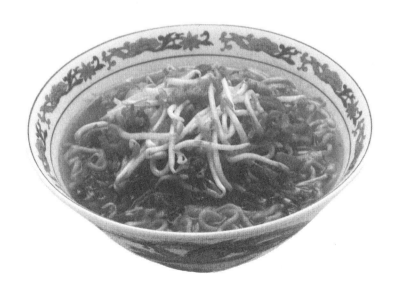

균형 잡힌 하루 식단
2000Kcal

통풍은 미식가의 훈장이라고는 일컬어지지만, 칭찬할만한 것은 아니다. 과식, 과음의 결과가 발병(發病)을 초래하는 것이다. 보통 일을 하고 있는 표준체중인이라면 하루 2000Kcal의 식사로 충분. 푸른 채소도, 감자도 포함하여 야채가 듬뿍 있는 식단은 보기에도, 배에도 만족스럽다. 우유는 그대로 먹어도 좋지만 때로는 저녁 식사 후 디저트로 하면 만족스러운 식사가 된다.

아침 식사

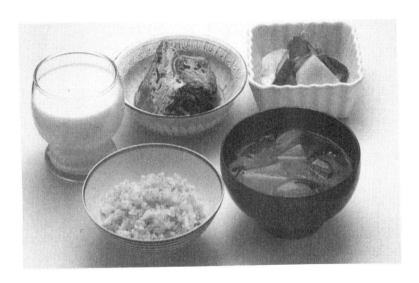

유부 조림

샐러드

된장국

밥

우유

아침 식사는 꼭 먹고 출근하도록 하자. 통근 러시아워를 이길 수 있고 일의 능률도 올릴 수 있다.

점심 식사

도미 구이

시금치 데침

배추 저림

된장국

밥

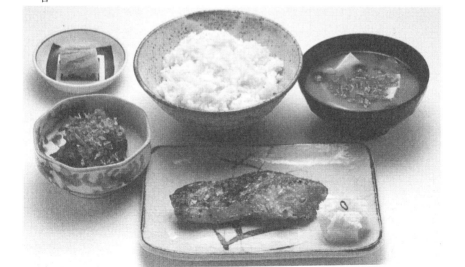

간식

후르츠 바바로아

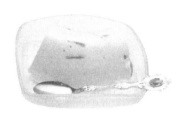

저녁 식사

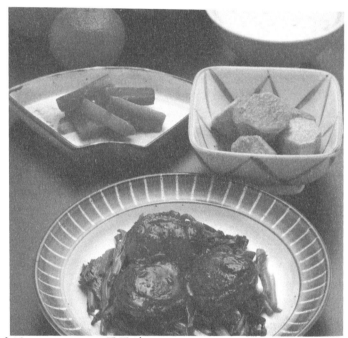

콘스트	굴구이
밥	감자 조림
굴	셀러리 무침

굴은 기름으로 구워 중국식으로, 감자도 일단 튀긴 뒤 조리면 엷은
맛의 맛있는 반찬이 된다.

감량 중인 하루 식단
1600Kcal

　표준 체중을 넘고 있는 사람은 우선 감량 식이 요법을 시작한다. 비만의 원인은 과식이므로 식사를 줄이는 것이 무엇보다도 바람직할 것이다. 건강한 인생을 스스로 획득하려는 의식이 필요하고, 그런 정신으로 투지를 불태워 감량을 실천하자. 특히 아침, 점심, 저녁 3식은 반드시 섭취할 것.

아침 식사

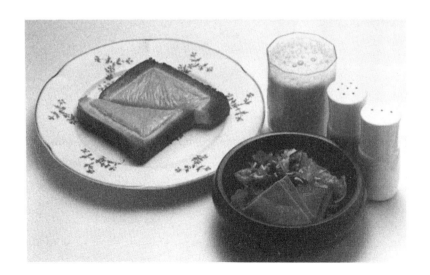

치즈 토스트

미역 샐러드와 햄

모카 녹

녹인 치즈를 얹어 오븐 토스터로 구은 토스트는 1쪽으로도 만족할
수 있다.

논칼로리의 미역으로 부피감을 낸 샐러드에 계란을 넣은 밀크 커피로
스태미너를 냈다.

점심 식사

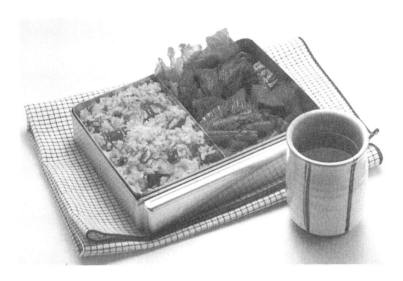

튜나 라이스

카레 돼지고기 구이

청대 완두 참깨 무침

호박, 버터 조림

감량 중인 점심 식사는 꼭 도시락을 지참한다. 야채도, 단백질도 충분히 곁들이면 저녁 식사 때까지 공복감을 느끼지 않는다.

간식

수박

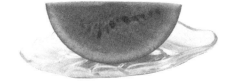

저녁 식사

두부 구이　　　포테이토 스프
중국식 무침　　밥

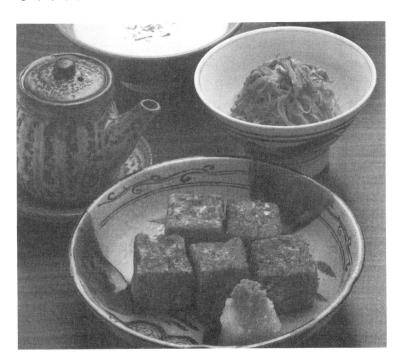

남편의 도시락

회사에 출근하는 남편의 점심은 아무래도 외식이 될 것이다. 라면이나 우동 한그릇으로는 단백질이 부족하여 영양의 균형이 잡히지 않는 식사로 끝나 버린다. 식이요법를 실시하고 있는 사람의 1일 1/3이 이렇게 되어서는 안된다.

그러므로 모든 것을 알고 있는 아내가 남편의 기호에 맞는 도시락을 만들도록 하자.

샌드위치

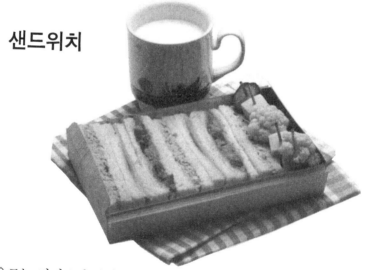

음료는 커피보다 우유.

만드는 법

샌드위치용 빵 6장에 얇게 마아가린을 바른다. 튜너 통조림 40g,

레몬즙, 셀러리나 파세리 다진 것, 겨자 약간을 마요네즈 1/2 큰술로 버무린다.

오이 오이 1/2개를 얇게 썰고 레몬즙, 소금 1, 샐러드 기름 조금을 뿌린다.

피너츠 후르츠 사과 1/4개는 얇게 썰고 레이진 큰것 1개, 피너츠 버터 큰술 1, 꿀 조금으로 버무린다.

이상 3종을 바에 끼워 3등분한 뒤 케이스에 넣는다. 이것 외에 치즈, 피클, 컬리 플라워 등을 곁들인다.

쇠고기 말이 김밥

쇠고기를 심으로 김밥을 싼 깨끗한 도시락이다. 식어도 맛이 변하지 않는다. 좋아하는 것을 보기 좋게 담도록 하자.

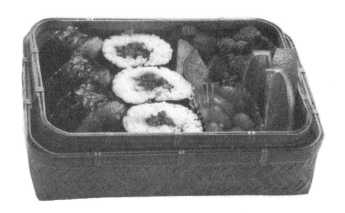

만드는 법

① 소고기 50g은 잘게 썰어 살짝 데친다. 냄비에 넣어 술, 간장 각 큰술 1 / 2, 설탕 작은술 1, 생강 얇게 썬 것 조금.

② 김 위에 초밥 200g을 얹고 ①을 심으로 만다.

③ 곁들이로 브로컬리 50g, 감자 40g을 튀긴 것, 콩 조린 것 30g, 오렌지 1 / 2개.

④ 도시락에 ②를 썰어 넣고 ③을 보기좋게 담는다.

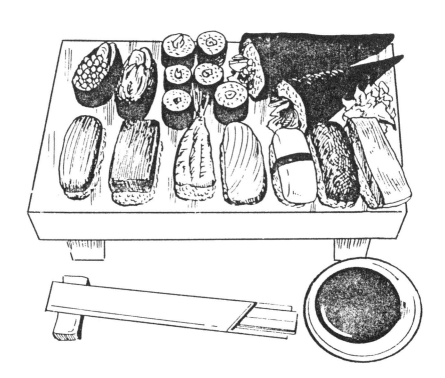

당신의 식사를 체크해 보자

　종래 통풍의 식이요법이라고 하면 푸린체를 함유한 식품을 피했기 때문에 먹을 수 있는 식품이 한정되는 경향이 있었다. 그러나 현재는 프림체가 많은 식품의 제한보다도 매일의 식사 내용이 중요하다는 생각이 우선되게 되었다. 자신은 음식을 가리지 않고 먹고 있다고 생각하고 있어도 조사해 보면 의외로 편중된 식사를 갖고 있는 경우가 많은 것 같다. 식사의 경향, 음식의 기호에 대해 한번 체크해 보면 식생활의 결점이나 걱정이 되는 비만의 원인을 분명하게 알 수 있을 것이다.

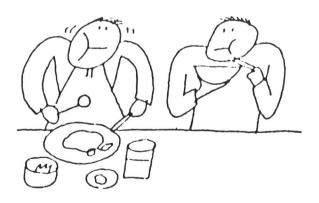

테스트 1

당신의 식생활은 다음 항목 A,B 중 어느 쪽에 해당되는가. 어느 쪽에 있는가에 ○표를 하기 바란다.

1. 아침 식사는 하고 있는가
A. 빵, 우유, 계란 요리는 언제나 먹고 있다.
B. 먹지 않는 경우가 많다.

2. 점심 식사는
A. 도시락이나 외식을 할 경우에는 되도록 고기나 야채를 중심으로 식사하려고 하고 있다.
B. 카레라이스, 면류, 스파게티로 하는 경우가 많다.

3. 간식은
A. 그다지 하지 않는다.
B. 매일 과자를 먹는다. 또 자기 전에 간식을 한다.

4. 저녁 식사는
A. 생선이나 고기 요리 한 접시, 야채 한 접시, 열을 가한 것 한 접시 등을 먹고 있다.
B. 불규칙하고 외식하는 경우가 많다.

5. 알콜 음료는

A. 마시지 않지만 마신다 해도 소주 1잔 정도.

B. 매일 밤 소주 2잔 이상을 마시고 있다.

6. 식사는 천천히 잘 씹어서 먹고 있는가

A. 천천히 잘 씹어 먹고 있다.

B. 빨리 먹는다는 말을 자주 듣는다.

7. 식사 시간은 매일 규칙적으로 갖는가

A. 세 끼 정해진 시간에 먹으려 하고 있다.

B. 먹는 시간이 일정치 않다.

8. 식후에는 휴식을 하는가

A. 30분 이상은 느긋하게 쉰다.

B. 식사가 끝나면 곧 다시 일을 시작한다.

9. 몸은 잘 움직이는 편인가

A. 조깅을 하거나 낮에도 열심히 걸으려 하고 있다.

B. 운동을 하지 않는다. 집에 있을 때도 작은 일은 남을 시키고 본인은 움직이지 않는다.

10. 식사의 종류와 양의 균형을 생각하고 있는가

A. 되도록 균형을 이루려 노력하고 있다.

B. 무관심.

이상의 항목에서 A쪽에 ○표를 친 사람은 좋은 식생활을 하고 있는 것이다. 현재 식사법에 자신을 갖고 앞으로도 계속해서 실행하도록 하자.

B쪽에 ○표를 많이 한 사람은 균형잡힌 식사란 어떤 것인가를 근본적으로 다시 한번 생각해 볼 필요가 있다.

왜 A쪽이 좋은 것인지. 어떤 식생활이 좋은 것인지 다음에서 설명해 보겠다.

1. 아침 식사는 하루의 중요한 원동력

충실한 하루를 보내기 위해서는 아침 식사는 중요한 원동력이 된다. 아침 식사를 거르면 그 만큼을 점심 식사나 저녁 식사로 보충해야 하고, 영양의 균형을 맞추기가 곤란해진다.

아침엔 아무래도 식욕이 없어서……. 라는 사람은 전날 밤 늦게 뭔가 먹는 경우가 많다. 그러므로 취침 2～3시간 전에는 아무 것도 입에 대지 않는 것이 좋다. 그렇게 하면 맛있게 아침 식사를 할 수 있다. 아침 식사는 빼놓지 말고 시간이 없어도 간단하게 먹을 수 있는 것, 예를 들면 빵에 우유나 계란, 과일, 밥에는 된장국, 계란, 채소류를 꼭 섭취하도록 하자.

2. 점심 식사는 외식보다 도시락이 이상적

일반적으로 샐러리맨의 점심이라고 하면 부담 없고 빨리 먹을 수 있는 라면, 스파게티, 우동, 카레라이스라는 단품목이 많은 것 같다. 이들은 염분도 많고 당질 과잉인 음식들로, 중요한 영양소(단백질이나 비타민류)가 그다지 함유되어 있지 않다.

도시락을 지참하면 이상적인 점심 식사를 할 수 있다. 그러나 부득이하게 외식을 해야 할 때는 열량이나 지방이 적은 고기나 생선, 야채를 듬뿍 사용한 것. 일품 요리보다 정식 쪽이 좋을 것이다. 밥은 적당량을 먹고 야채는 소량이나마 남기지 말고 먹도록 한다.

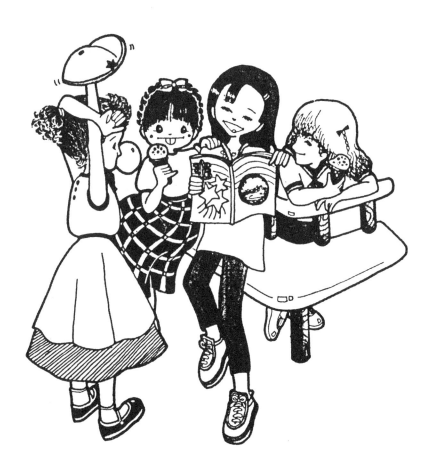

3. 간식은 단 것을 피하고 우유, 과일로

단 것을 지나치게 먹으면 비만이 된다. 케익, 쵸코렛 등은 단백질이나 비타민, 미네랄의 영양소가 거의 없는 당질류이다. 이들을 많이 먹으면 칼로리 오버가 될 뿐이다.

또 간식을 하면 밥맛이 없어지므로 반찬을 남기게 된다. 반찬에는 단백질이나 비타민 등 몸에 중요한 영양소가 함유되어 있다.

간식을 꼭 하려면 우유, 과일, 요구르트와 같은 단백질, 칼슘, 비타민 등을 함유한 것을 먹도록 하자.

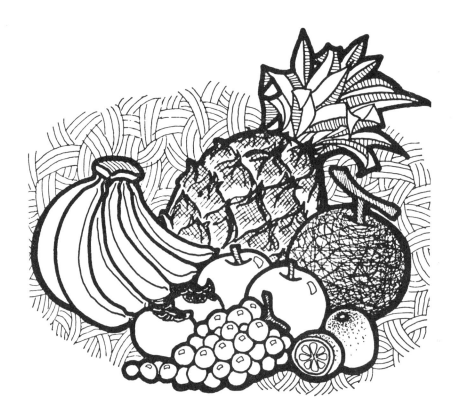

4. 저녁 식사는 하루의 총결산

저녁 식사는 가족의 단란한 즐거운 한때이다. 또 하루의 영양소와 열량을 조정하는 좋은 기회이다. 아침 식사나 점심 식사로 섭취할 수 없었던 식품을 저녁 식사로 보충할 수 있도록 하루의 식사를 결산한다.

최근에는 저녁 식사도 밖에서 하는 사람이 늘고 있으나 외식으로는 하루에 필요한 영양소를 섭취하기 어렵다. 외식은 되도록 하루 1회를 한도로 하기로 하자.

저녁 식사는 가족의 심신의 피로를 완화시키고 내일의 활력원이 되는 중요한 시간이기도 하다.

5. 알콜 음료는 적당히

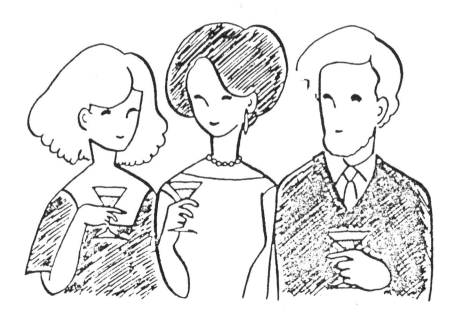

알콜 음료는 적당히 마시면 건강 유지에 도움이 된다. 그러나 매일 마시면 칼로리 오버가 되기도 하고, 간장을 상하게 하기도 한다. 술을 좋아하는 사람 중에는 술맛이 없어진다는 이유로 안주는 아무 것도 먹지 않는 사람이 있다. 많은 술을 위로 흘려보내는 것은 간장에 좋지 않을 뿐만 아니라 위염을 일으키기도 하고 영양실조가 되고 여러 가지 병의 원인이 된다. 술을 마실 때는 붉은 고기, 생선, 두부 등의 양질의 단백질을 먹으면서 위의 표를 참고로 과음에 주의하도록 하자.

6. 식사는 천천히 잘 씹어서

살찐 사람 중에는 음식을 빨리 먹는 사람이 많은 것 같다. 이것은 만복 감이 뇌에 전해지기 전에 먹어 치우기 때문에 그만 과식이 되어 버린다. 아침 식사나 점심 식사를 10분 정도만에 먹어 치우는 것은 위장 장해와도 연결되게 된다.

천천히 느긋하게 식사를 하면 타액의 분비를 촉진시키고 위의 운동을 돕기 때문에 위장을 위해서도 좋은 것이다. 반드시 저녁 식사는 천천히 시간을 들여 심신의 피로를 풀면서 먹어야 할 것이다.

7. 식사 시간은 규칙적으로

우리들 몸은 하나의 생활 리듬에 적응하여 여러 가지 기능을 조정하는 습관을 자연스럽게 익히고 있다. 그러므로 위장의 습관을 깨트리지 않고 활발한 작용을 하도록 식사 시간은 규칙적으로 갖는 것이 중요하다.

식사 시간이 깨질 경우에는 임시로 우유나 빵 등을 가볍게 들어 가능한 언제나 리듬에 가까워지도록 하자.

8. 식후 30분 쉴 것

식사 보다도 일이 중요하여 점심 식사 뒤에 곧 일을 하거나 전철을 타는 사람이 있다. 이런 식으로 식습관을 오랫동안 길들이면 위장장해를 일으키게 되고 다른 병에도 걸리게 된다. 위의 소화를 돕기 위해서는 식후 30분 간은 천천히 쉬도록 한다.

9. '에스컬레이터 보다 계단'이 좋다는 것을 명심

교통 기관이나 기계 문명의 발달 때문에 최근에는 몸을 움직이는 일이 줄어들게 되었다. 이 때문에 비만이 되는 사람이 적지 않다.

조깅이나 그 어떤 스포츠를 하는 것도 좋지만 일상 생활 중에서 몸을 자주 움직이는 것이 중요하다.

예를 들면 엘리베이터나 에스컬레이터를 타지 말고 계단을 이용한다거나 택시 이용을 줄이고 평소의 동작, 행동에서 운동량을 늘리도록 한다. 몸을 움직이는 것에 의해 신선한 산소를 많이 흡수하여 몸의 신진대사를 활발하게 한다.

10. 식품을 균형있게 조합한다

자주 반찬 없으면 먹을 기분이 나지 않는다는 사람을 보게 된다. 최근에는 '반찬을 많이 먹는 사람'이 늘고 있으나 아직 많지 않은 것 같다. 물에 만 밥에 김치를 먹는 사람이 많은 것 같다.

인간의 몸은 우유, 계란, 생선, 육류, 두부 등에 들어 있는 단백질, 야채, 감자, 과일에 들어 있는 비타민, 미네랄 등 매일 빼놓을 수 없는 영양소를 필요로 한다. 이들 식품이 모두 섭취될 때 비로소 균형잡힌 식사라고 할 수 있다. 저녁 식사만을 잘 먹을 것이 아니라 세 끼를 골고루 잘 먹는 것이 이상적이다.

테스트 2

당신의 식사 기호나 습관에 대한 물음 중 해당되는 것에 ○표를 하기 바란다.

1. 기름기 있는 요리를 좋아한다.
2. 빵을 먹을 때 버터를 듬뿍 바른다.
3. 고기는 붉은 살 보다 기름기가 있는 쪽을 좋아한다.
4. 알콜 음료를 매일 마신다.
5. 모임이나 접대가 많고, 1주일 중 2회 이상은 연회에서 마시거나 먹거나 한다.
6. 자기 전에 가볍게 식사를 한다.
7. 술을 마실 때는 안주를 그다지 먹지 않는다.
8. 청량 음료수(콜라, 사이다, 칼피스 등)를 좋아하여 자주 마신다.
9. 커피, 홍차를 1일 3~4잔 마신다. 설탕이나 생크림을 듬뿍 넣는 것을 좋아한다.

10. 야채는 싫어해서 별로 먹지 않는다.

1~10 항목 중 ○표를 한 것은 몇 개 있는가. 4개 이상인 사람은 식사 경향이 비만 타입이라고 할 수 있다. 이와 같은 사람 중에 '과식', '운동 부족'이 많을 것이다.

한창 일할 나이의 사람은 모임이나 연회 등이 많고, 집에는 냉장고에 맥주나 청량 음료가 있어서 자신도 모르는 사이에 자기 전에 먹거나 마시게 되는 일이 많을 것이다.

이런 일이 비만을 만들고, 뇨산치를 상승시켜 통풍이라는 발작을 일으키기 쉽다.

'기름진 것'을 좋아하는 것은 비만으로의 적신호이다

1,2,3에 ○표를 한 사람은 기름기 있는 요리를 좋아하고 기름진 것이 아니면 먹으려 하지 않는 비만 경향이 있는 사람이다.

점심 식사에는 회 정식 보다는 튀김 정식, 구운 생선 정식보다는 돈까스를 좋아하지 않는가?

기름은 고칼로리, 단백질, 당질은 1 g이 4Kcal이지만 지질은 9 Kcal로 배 이상 열량을 갖고 있다. 회는 1인당 208Kcal이지만 튀김 1인분이면 512Kcal, 구운 생선은 120Kcal에 비해 돈까스는 412Kcal로, 한끼에 300*Kcal*의 차가 나고 만다.

또, 버터 큰술 1개는 13 g 카라멜 한 개 정도이다. 보통 토스트 1장에 바르는 양이 이 정도이겠지만, 개중에는 빵 두께와 같은 정도로 버터를 듬뿍 바르는 사람도 있다. 빵을 먹는 것인지 버터를 먹는 것인지 알 수 없을 정도인 것이다. 게다가 그 위에 잼을 바르게 되면 그야말로 뚱보배 타입의 비만형. 마아가린은 괜찮다고 생각하고 있는 사람이 있을지 모르지만 마아가린도 버터와 같은 열량이다.

같은 돈까스라도 등심보다 로스를 좋아하고, 비프스테이크는 램프보다 사로인을 즐기는 사람도 요주의. 100g의 고기라도 돼지고기 등심살 134Kcal, 로스는 206Kcal고, 소 램프는 195Kcal인 것에 비해 사로인은 290Kcal로 열량이 다르다. 또 단순히 열량이 많을 뿐만 아니라 소나 돼지, 닭고기의 지방에는 동맥경화를 촉진시키는 포화지방산이나 콜레스테롤도 많다.

이와 같이 기름진 요리를 좋아하는 사람은 비만으로의 적신호이다. 점심 식사 메뉴도 두 번 중 한 번은 산뜻한 것을 선택하도록 하고, 버터도 오늘부터는 반 이하로 줄이기 바란다. 고기도 몸을 위해서는 기름기가 없는 부분이 좋다. 조금만 신경을 쓰면 1개월, 1년 동안에 큰 차이가 날 것이다.

알콜 음료의 과음은 비만으로의 악순환을 만든다

'조금밖에 먹지 않는데 왜 살이 찔까'라는 사람이 있는데, 대부분은 과음이 그 원인이다. 매일밤 맥주 2~3병이나 위스키 희석한 것을 4~5잔 마시는 식으로 말이다. 알콜도 대부분 칼로리원이다. 맥주 한 병은 밥으로 환산하여 한 공기의 분량이 된다.

게다가 알콜 음료는 식욕 증진의 역할도 하기 때문에 모임이나 접대가 많아지면 밤 늦게까지 먹고 마시게 되는 것은 당연하다.

그리고 심야에 귀가하게 된 뒤에는 뭔가 먹지 않으면 잠이 오지 않는 나쁜 습관이 생기게 된다. 과음으로 칼로리가 오버되어 있으므로 비록 라면 1개라도 500Kcal나 가산되게 된다.

감량 작전의 하나로, 술을 마시고 집에 귀가한 뒤의 야식을 삼가하는 것만으로도 상당한 효과를 올릴 수 있는 것이다. 야식을 먹고 자는 것은 위(胃)의 부담도 되고 아침 식사가 맛이 없어지는 악순환을 초래한다.

먹으면서 마시면 살이 찔 것이니까 일체 안주는 먹지 않는다 라는 계산은 너무 성급한 것이다. 칼로리는 오버되지 않더라도 간장을 상하게 한다. 또 알콜의 대사는 간장 작용에 의해 실시되는데, 필요한 영양소가 없으면 활동도 둔화, 몸에 유해한 성분이 쌓이고 만다.

4, 5, 6, 7의 질문에 대해 알콜을 즐기는 사람은 여러 가지 생각이 떠오를 것이다. 대부분 알콜은 피로를 풀어주고 식욕을 증진시키며 기분을 편하게 해 준다. 주량은 적당히, 야식은 칼로리가 없는 것으로 하고 술안주로는 식사의 반찬이 될 만한 것을 먹도록 하자.

콜라나 커피도 칼로리원이다

콜라, 사이다, 오렌지쥬스 등은 마실 때는 상쾌하지만 이것이 의외로 칼로리원이다. 200cc당 80Kcal인데, 물을 대신 마시게 될 경우 하루에 3~4통을 마시면 좋지 않은 것이다. 과일 대신 오렌지 쥬스를 마신다고 해도 비타민 C는 거의 기대할 수 없다.

또 커피도 설탕을 넣으면 6~8g 당 20~30Kcal 된다. 생크림도 칼로리원이다. 설탕이나 생크림을 넣은 커피를 1일 5~6잔 마시는 것은 생각해 볼 일이다.

야채를 듬뿍 섭취하자

통풍인 사람이나 비만인 사람은 야채를 싫어하는 경우가 많다. 야채는 싫고, 그 대신 과일을 먹는다거나 매일 아침 야채 쥬스를 마시고 있으니까 걱정은 없다고 변명하기도 한다. 그러나 모두 낙제이다.

과일은 비타민 C의 보급원으로는 유효하지만 비타민 A 그 외에는 거의 기대할 수 없고 미네랄도 부족하다. 감귤류는 제외하고 포도와 감은 당질이 많아 비만의 적. 야채 쥬스는 효율적으로 야채를 먹을 수 있는 방법이라고들 하지만 야채의 섬유질이 완전히 제거되므로 야채의 대용이 되지 않는다. 최근 야채의 섬유가 고콜레스테롤 혈증에 효과가 있다고 주목되고 있다. 야채는 야채로서 1식 100 g 씩 먹는 것이 바람직하다.

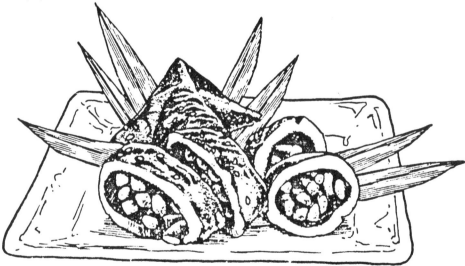

산뜻한 맛의 반찬

짙은 간을 좋아하는 사람 중에는 살이 찐 사람, 통풍 경향이 있는 사람이 많다. 조미료를 많이 사용하는 것은 염분이나 당분, 밥의 과식으로 이어진다. 간은 일종의 습관이다. 가족을 산뜻한 맛에 익숙해지게 하는 것은 건강을 위해서도 좋은 것. 엷은 맛이면서도 맛있는 반찬을 모아보았다.

• 흰살 생선구이

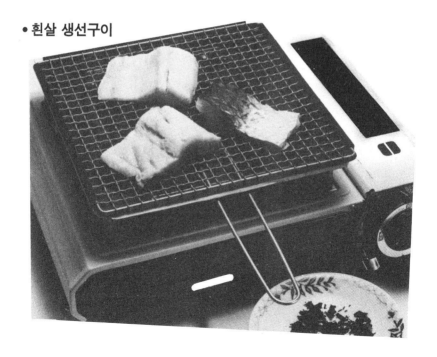

조 림

엷은 맛으로 산뜻하게 조리기 위해서는 맛이 우러나오는 재료를 사용하여 그것을 충분히 우려내는 것이 중요하다. 여러 가지를 혼합하여 재료를 사용하면 맛이 믹스되어 맛있어지고 향신료나 신맛으로 맛을 집약시키는 것도 중요한 포인트이다. 조미료를 많이 사용하지 않고 해본다. 국물이 많은 조림은 국물을 조금 얹어 먹도록 한다.

쇠고기 토마토 스튜

쇠고기와 야채에서 나오는 맛이 맛에 그 깊이를 주고 토마토의 신맛이 액센트가 된다.

재료(4인분)

쇠고기 붉은 살(스튜용) 400 g, 토마토 쥬스(큰 것) 1통, 스프 2컵, 로리에 1개, 양파(큰 것) 1개, 당근 $1\frac{1}{2}$ 개, 감자(큰 것) 3개, 샐러리 1 / 2개, 브로컬리 1 / 2개

만드는 법

① 쇠고기는 깍뚝썰고 소금, 후추를 쳐 밀가루를 얇게 바른다. 약간의 기름으로 구워 육즙채 스튜 냄비에 옮겨 적포도주 큰술 3개를 뿌려 잠시

둔다. 토마토 쥬스, 스프, 로리에를 넣어 불을 켜 40분 정도 약한 불에서 끓인 뒤 로리에는 꺼낸다.

② 브로컬리는 잘게 떼어 소금물로 데친다.

③ 다른 야채는 껍질이나 심을 제거하고 큼직하게 썬다.

④ 고기가 익었으면 ③의 야채를 넣고 30분 정도 끓인 뒤 소금으로 맛을 정돈한다. 브로컬리를 넣어 따뜻해지면 그릇에 담는다.

감자, 오징어 조림

오징어 독특한 맛이 감자에도 밴다.

재료(4인분)
감자 6개, 오징어 1마리.

만드는 법

① 감자는 껍질을 벗겨 5~6분 삶는다. 물로 씻은 뒤 큰 것은 반으로 썬다.

② 오징어는 다리를 떼고 눈, 입을 제거한다. 물로 깨끗히 씻은 뒤 껍질 채 몸통은 1cm 두께로 둥글게, 다리는 긴 것은 반으로 썬다.

③ 냄비에 술, 미림, 설탕 각 큰술 1, 간장 큰술 $2\frac{1}{2}$ 을 넣어 불을 켠다. 한소끔 끓으면 오징어를 넣고 강한 불에서 살짝 익힌 오징어를 꺼낸다.

④ ③의 조림국물에 다시 한 컵을 더 넣고 감자도 넣는다. 설탕 큰술

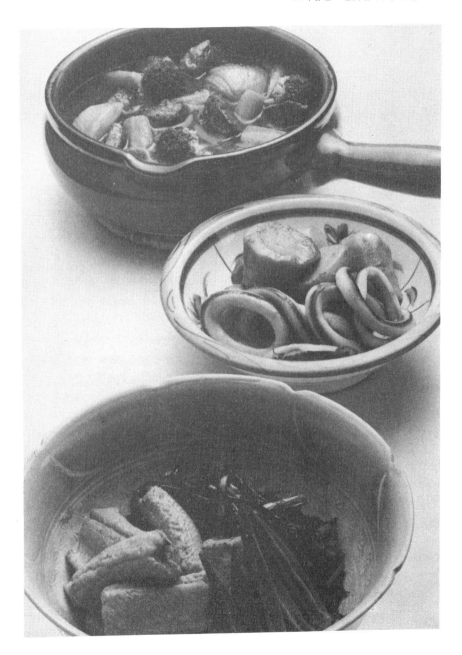

1개, 소금 작은술 1 / 2을 넣어 20분 정도 약한 불에서 은근히 조린다.

　⑤ 국물이 적어지면 오징어를 넣고 따뜻해질 정도에서 그릇에 담는다

아나고 조림

아나고에서 우러나는 맛이 독특하다. 부드럽게 조린다.

재료(4인분)

아나고 400 g , 생강 얇게 썬 것 5개, 녹미채 20 g , 당근 30 g , 오크라 8개.

만드는 법

　① 아나고는 소금으로 잘 비벼 씻어 6㎝ 길이로 썰고 폭이 넓을 때는 반으로 자른다.

　② 냄비에 물 1 / 4컵, 술 큰술 3, 설탕 큰술 2, 미림 · 간장 각 큰술 1개를 넣고 끓여 ①과 생강을 넣는다. 약한 불로 15분 끓여 간장 큰술 $1\frac{1}{2}$ 을 넣는다.

　③ 녹미채는 살짝 데치고 당근은 채썰어 기름 큰술 1로 볶는다. 다시 2 / 3컵, 설탕·간장 각 작은술 2, 소금 조금을 넣어 조린다.

　④ 오크라는 소금으로 비벼 씻어 데쳐 다시국물 1 / 3컵, 미림, 엷은 간장 1개로 색깔 좋게 조린다.

　⑤ 그릇에 ②③④를 잘 담는다.

구 이

조미료가 없던 먼 옛날에는 막 잡은 생선을 구워 먹었다고 한다. 신선한 소재의 구이는 풍미를 즐길 수 있지만 구이에도 여러 가지 다른 방법이 있다. 직접 구이, 호일 구이, 후라이팬 구이. 그 향긋함이 소재의 맛을 북돋운다. 간장을 조금 발라 구우면 소량으로도 향기로운 맛을 즐길 수 있다. 구이는 소재의 맛을 살려 먹을 수 있는 엷은 맛의 조리법이다.

닭고기 호일 구이

호일로 싸면 재료가 본래 지니고 있는 맛이 도망가지 않는다. 레몬으로 산뜻한 신맛을 낸다.

재료(4인분)
닭고기 다리살 400g, 양파 300g, 감자 250g, 생표고버섯 8개, 알루미늄 상자(20cm) 4개, 레몬(4등분한 것) 4개.

만드는 법
① 닭고기는 8토막으로 잘라 소금, 후추를 뿌린다. 백포도주를 큰술 2개 뿌려 잠시 둔다.
② 양파는 얇게 썬다.
③ 감자는 5mm로 썰어 물에 담군다. 물기를 빼 소금을 약간 뿌린다.

④ 생표고버섯은 줄기를 제거한다.

⑤ 알루미늄 상자에 기름을 살짝 발라 양파, 감자, 닭고기, 생표고버섯 순으로 놓고 잘 감싼다.

⑥ 중간 온도보다 약간 높은 온도의 불에서 약 15분 정도 굽는다. 뜨거울 때 레몬즙을 뿌려 먹는다.

된장 바른 생선 구이

된장을 발라 구우면 그 향이 무척 향기롭다. 무쳐 두는 시간이 길수록 짙은 맛을 내게 된다.

재료(4인분)
흰살 생선 4토막, 된장 200g, 그린 아스파라거스 4개.

만드는 법
① 생선에 엷게 소금을 쳐 10분 정도 둔다.

② 된장에 미림 큰술 1개를 넣어 ①을 한 토막씩 거어즈로 싸 묻어 둔다. 반나절 정도 두는 것으로 충분하다.

③ 생선 표면에 묻은 된장은 제거한다.

살이 깨지지 않도록 쇠꼬챙이를 찔러 강한 불에 멀리서 천천히 굽는다. 눌기 쉬우므로 주의해서 구워 접시에 담는다.

④ 그린 아스파라거스는 소금물에 색깔을 살려 잘 데쳐 3.5㎝ 길이로 썬다. 겨자, 간장을 생선에 첨가한다.

· 삼치, 도미 등 신선한 흰살 생선이 맛있다.

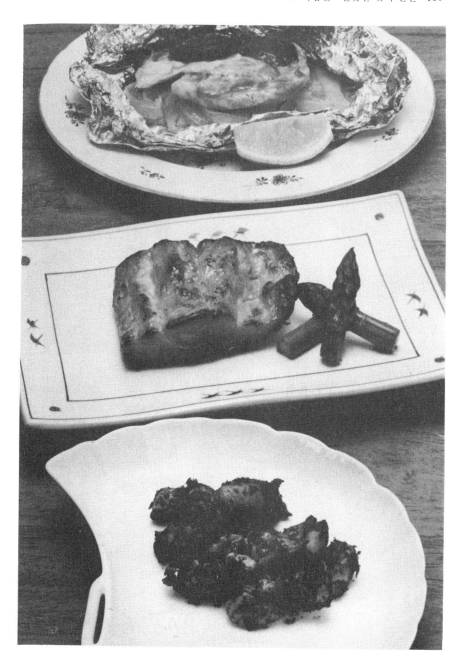

굴구이

술과 간장으로 밑맛을 낸 굴을 구웠다. 굴의 풍미와 간장이 풍기는 향이 뭐라 말할 수 없을 정도로 좋다.

재료(4인분)

굴 400 g, 김 1장.

만드는 법

① 굴은 무 간 것을 섞어 물로 씻는다 (무 간 것이 없을 때는 소금물 속에서 흔들어 씻는다). 물기를 빼서 간장 큰술 2, 술 큰술 1개를 뿌려 5분 정도 두어 밑맛을 낸다.

② ①의 굴을 깨지지 않도록 쇠꼬챙이에 꽂는다. 석쇠에 얹어 양면을 굽는다.

③ 김은 살짝 구워 비벼 부순다.

④ 뜨거울 때 꼬챙이에서 빼 김을 무쳐 접시에 담는다.

· 밑맛이 배어 있으나 레몬즙을 끼얹어도 좋다.

가지 구이

가지는 기름으로 구우면 가지의 독특한 맛이 우러나온다. 게다가 된장으로 맛을 정리하면 한층 더 색다른 맛을 즐길 수 있다.

재료(4인분)

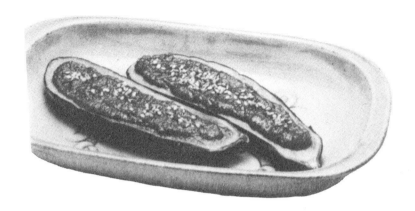

가지 4개, 된장 100 g , 깨 조금.

만드는 법

① 가지는 길게 반으로 가른다. 껍질 쪽을 조금 잘라 말 수 있도록
만들어 물 속에 담구어 아린 맛을 뺀다.

② 가지의 물기를 뺀다.

③ 후라이팬에 기름 큰술 2개를 둘러 달구어 ②의 가지를 넣어 굽는다.
뒤집어 뚜껑을 덮어 증기로 굽는다.

④ 작은 냄비에 된장, 다시국물 1 / 3컵, 설탕 큰술 3, 미림 큰술 1개를
넣어 불을 켠다. 나무주걱으로 저으면서 된장 소스를 만든다.

⑤ 구워진 가지에 ④의 된장을 바른다. 접시에 담고 위에 깨를 뿌린
다.

· 깨 대신 겨자씨를 사용해도 좋다.

· 간단하게 만들려면 가지는 꼬투리를 제거하여 길게 반으로 가른다. 겉쪽에 칼집을 넣어 물에 담군다. 그것을 반으로 썰어 기름으로 양면을 구워 된장을 바른다.

· 된장 소스는 한번 만들 때 좀 넉넉히 만들어 냉장고에 보관하면 편리하다.

닭고기 냄비구이

기름기가 없는 다리살을 소량의 간장으로 밑맛을 내 둔다. 표면에도 윤기를 주어 구워내자.

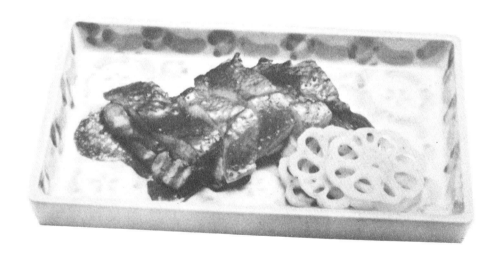

재료(4인분)

닭고기 다리살 2개(400 g), 연근 100 g.

만드는 법

① 닭고기는 껍질을 살쪽으로 벗겨 가볍게 두드린다. 간장 작은술 1개를 전체에 뿌려 5분 정도 둔다.

② 냄비에 기름 조금을 둘러 달구어 ①을 살쪽에서부터 구워 뒤집는다. 고기 위에 술 큰술 2개를 뿌리고 뚜껑을 덮어 약한 불에서 10분 정도 증기로 굽는다.

③ 간장 큰술 2, 미림 큰술1, 설탕 큰술 $1\frac{1}{2}$ 을 넣어 불을 세게 하고 고기에 국물이 어우러지면 윤기를 낸다.

④ 먹기 좋은 크기로 썰어 그릇에 담고 남은 양념을 뿌린다.

⑤ 연근은 껍질을 벗겨 꽃모양으로 썬다. 얇게 썰어 식초를 떨어트린 열탕에서 살짝 데쳐 냉수에 담는다. 다시국물 큰술2, 설탕 큰술 1 / ½, 식초 큰술 $1\frac{1}{3}$ 에 데친 연근을 섞어 조려 ④에 곁들인다.

  · 식어도 맛있으므로 도시락 반찬으로도 좋다.

  · 닭고기 대신 돼지고기 넓적다리살이나 흰살 생선으로 만들어도 좋다. 덮밥식으로 밥 위에 얹어 생강즙이나 간장을 끼얹어도 맛있다.

볶 음

기름을 약간 넣어 볶은 음식은 일반적으로 엷은 맛이 된다. 여러 가지를 함께 볶으면 깊이 있는 맛이 생긴다. 고기 등의 동물성 단백질은 맛을 내는 정도로만 사용하고 야채를 많이 사용한다. 볶은 것은 식으면 물이 생겨 맛이 훨씬 떨어진다. 재료를 잘 썰어 맞추고 단단한 것은 데치는 식으로 강한 불에서 재빨리 완성할 수 있도록 한다. 이것이 엷은 맛으로 맛있게 먹을 수 있는 비결이다.

그린 아스파라거스와 닭고기 볶음

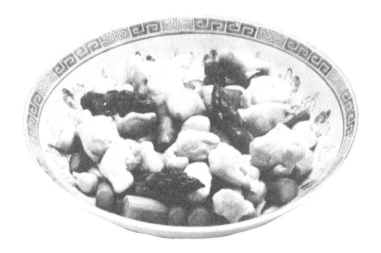

그린 아스파라거스를 생 것 그대로 볶으므로 색이 선명하다. 단백한 닭고기는 다른 재료와 자유로이 어울리게 할 수 있다. 죽순이나 버섯 등을 넣으면 풍미가 더하다.

재료(4인분)

그린 아스파라거스 1그루, 닭고기 가슴살 250 g, 생강즙 조금, 계란 흰자 큰술 1.

만드는 법

① 아스파라거스는 아래 쪽 단단한 껍질을 제거하여 1.5㎝ 길이로 썬다.

② 닭고기살도 1.5㎝로 썬다.

생강즙, 술 작은술 1, 소금 작은술 1 / 3로 밑간을 하여 5분 정도 두어 맛을 어우러지게 한다. 또 계란 흰자, 녹말가루 큰술 1 / 2, 기름 조금을 서로 섞는다.

③ 중화 냄비에 기름 큰술 2개를 달구어 아스파라거스를 넣는다. 소금을 약간 뿌려 색깔 좋게 볶아 접시에 담는다.

④ ③에 기름 큰술 1개를 더해 ②의 닭고기를 넣는다. 고기가 부스러지지 않도록 볶아 고기색이 변하면 아스파라거스를 다시 넣는다. 술 큰술 1, 소금 작은술 1 / 2을 넣어 전체를 잘 섞어 맛을 어우러지게 한다.

· 그린 아스파라거스는 비타민 A 효력이 많은 녹황색 채소이다. 기름기와 만나면 효과가 높으므로 볶음에 적합하다.

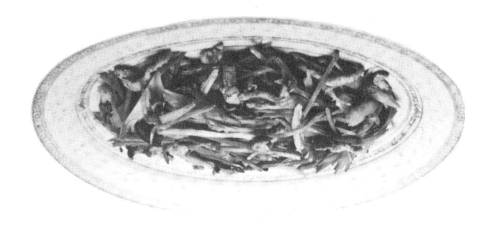

당근, 샐러리, 쇠고기 볶음

야채 중에서도 당근이나 셀러리는 상당히 많은 비타민 A 효력이 있다. 기름과 만나면 비타민 A로서 몸에 흡수되므로 볶는 재료로서는 가장 적합하다.

재빠르게 마무리하기 위해 당근, 셀러리, 소고기는 맞추어 썬다.

재료(4인분)

쇠고기 붉은살 (얇게 썬 것) 100 g , 당근 150 g , 셀러리 200 g , 마늘 얇게 썬 것 2개.

만드는 법

① 소고기는 잘게 썰어 술, 간장 각 작은술 1개로 밑맛을 낸다.

② 당근은 껍질을 벗겨 채썬다.

③ 셀러리는 심을 제거하고 두께를 맞추어 비스듬히 썬다.

④ 중화 냄비에 기름 큰술 1개를 둘러 달구어 당근, 셀러리를 살짝 볶고 소금 조금을 뿌려 접시에 담는다.

⑤ ④의 냄비에 기름 큰술 1개를 첨가해서 마늘을 넣고 향이 오르도록 약한 불로 볶는다. ①의 고기에 녹말가루 작은술 1개를 섞어 냄비에 넣어 볶는다. 고기의 색이 변한 정도에서 ④의 야채를 다시 넣고 술 큰술 1개, 간장 작은술 2, 소금 작은술 1 / 2로 맛을 내고 뜨거울 때 접시에 담는다.

· 야채는 이것 외에 청대 완두, 데친 버섯, 피망 등 여러 가지. 소고기 대신 돼지고기나 햄을 써도 좋다.

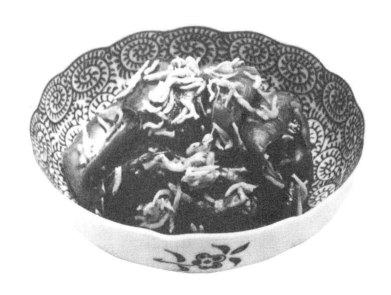

찜

찜은 옛날부터 전해지는 동양의 독특한 요리이다. 증기를 쐬여 간접적으로 조리하는 것이므로 재료의 맛도, 영양도 손상시키지 않게 된다. 재료에서 우러나오는 맛에 의해 엷은 맛으로도 맛있게 먹을 수 있다. 엑기스의 찌는 국물을 사용하여 맛을 더 내도 좋을 것이다. 국물에는 지방이 녹아 나올 것이므로 이것을 피하면 저칼로식이 된다.

연근을 넣은 고기 완자

간 연근을 넣으면 고기의 양이 커버되고 산뜻한 고기 완자가 된다.

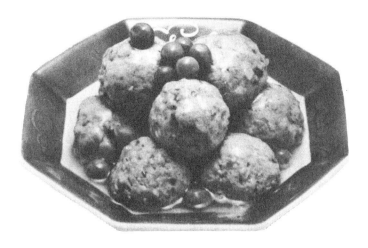

재료(4인분)

돼지고기 붉은살 300ｇ, 연근 200ｇ, 표고버섯 3개, 계란 1／2개, 참기름 작은술 2, 생강즙 조금, 그린피스 큰술2.

만드는 법

① 연근은 껍질을 벗겨 식초물에 담근다. 갈아서 가볍게 물기를 짜낸다.

② 표고버섯은 부드럽게 불려 다진다.

③ 볼에 간 고기,①, ②, 계란, 참기름, 생강즙, 간장 작은술 1, 소금 작은술 1／2을 넣어 잘 섞는다. 석량을 손에 들고 완자를 빚어 속이 깊은 찔 그릇에 넣는다.

④ 김이 오르는 찜통에 ③을 넣는다. 강한 불로 12～13분 찌고 찐 국물은 따로 둔다.

⑤ 작은 냄비에 찐 국물과 스프 3／4컵, 술 큰술 1, 간장 작은술 2개를 넣고 끓여 물에 탄 녹말 조금으로 걸쭉하게 만든다.

⑥ 쪄낸 완자에 ⑤를 듬뿍 끼얹어 따뜻할 때 먹는다.

생표고버섯 찜

생표고버섯을 다시 생각해 보자. 생표고버섯과 닭고기가 깊이 있는 맛을 내고 있다.

재료(4인분)

생표고버섯 12개, 닭고기 간 것 200ｇ, 파 다진 것 6㎝, 생강즙.

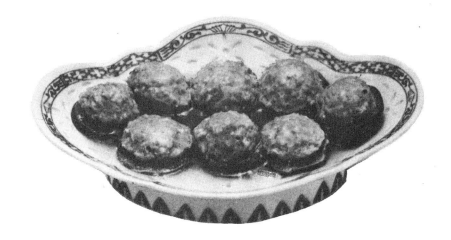

만드는 법

① 생표고버섯은 자루를 제거하고 모래를 털어 살짝 씻는다. 행주 위에 한동안 엎어둔다.

② 볼에 닭고기 간 것, 파, 술, 물, 녹말가루 각 큰술 1, 소금 작은술 1 / 3을 하나씩 순서대로 넣어 섞는다.

③ ①의 생표고버섯의 물기를 닦아 녹말가루를 엷게 바른다. 그 위에 이등분한 닭고기를 얹어 찜그릇에 늘어 놓는다.

④ 김이 오르는 찜기에 ③의 찜그릇을 넣어 강한 불에서 약 20분 정도 찐다.

⑤ 쪄진 생표고버섯은 그릇에 담고 국물은 그냥 둔다.

⑥ 작은 냄비에 찐 국물과 스프 3 / 4컵, 간장 작은술 1, 소금 작은술 1 / 5, 생강즙을 넣어 끓인다. 물에 탄 녹말가루 조금으로 걸쭉함을 낸다.

⑦ ⑤의 위에 끼얹는다.

· 닭고기 대신 새우 등을 써도 좋다.

닭고기 찜

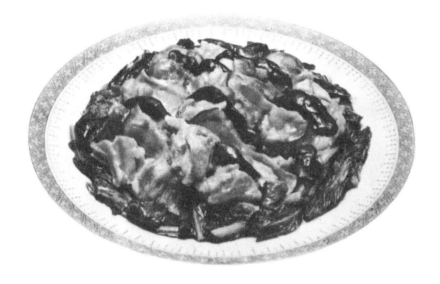

닭고기 350 g , 햄(얇게 썬 것) 2개, 생표고 버섯 6개, 순무 600 g , 마늘 얇게 썬 것 1개분.

만드는 법

① 닭고기는 두툼하게 포를 뜬다. 가볍게 두드려 힘줄을 끊는다. 껍질을 아래로 하여 크게 썰어 둔다.

② 햄은 반으로 썬다. 생표고버섯은 자루를 떼고 살짝 씻어 썬다.

③ 찜통에 넣을 그릇에 닭고기, 생표고버섯, 닭고기, 햄과 닭고기를 끼워 넣듯 놓는다. 위에서부터 술 큰술 1개를 뿌린다.

④ 김이 오르는 찜통에 넣어 강한 불로 20분 정도 찐다.

⑤ 순무는 씻어 3.5㎝ 길이로 썬다.

⑥ 중화 냄비에 기름 큰술 2개를 둘러 달구어 마늘을 넣는다. 강한 향이 날 때 순무, 소금 조금을 넣어 살짝 볶고 부드러워지면 스프 큰술 2, 소금 작은술 1 / 2을 넣어 강한 불에서 잠깐 조린다.

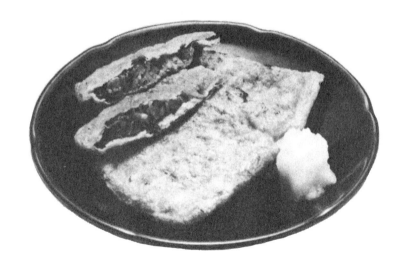

튀 김

튀김은 막 튀겨 즉석에서 먹는 것이 최고. 레몬즙을 끼얹거나 밑맛으로 카레맛 등을 내면 아무 간도 하지 않고 먹는 것보다 맛있다. 후라이에는 소스, 튀김에는 간장이라는 판에 박힌 생각을 갖고 있지는 않은가. 튀김은 즉석에서 튀겨 먹도록 하자. 기름의 향기를 느낄 수 있을 것이다. 단, 튀김은 고칼로리므로 지나치게 먹지 않도록 주의하자.

빙어 카레 후라이

카레 맛이 배게 되므로 소스를 뿌릴 필요 없다. 즉석에서 튀겨 머리째 먹도록 하자.

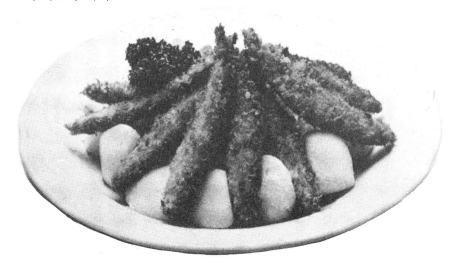

재료(4인분)

빙어(작은 것) 200 g, 계란 1개, 빵가루 $1\frac{1}{3}$ 컵, 카레 가루 작은술 1, 튀김 기름, 양배추 200 g, 감자 300 g, 파세리 조금.

만드는 법

① 빙어는 다소 진한 소금물로 잘 씻어 물기를 닦고 후추를 뿌린다.

② 계란은 풀어 카레 가루를 섞는다.

③ 빙어에 살짝 밀가루를 뿌려 ②의 계란 푼 것에 담구어 빵가루를 바른다.

④ 튀김 기름을 달구어 빙어를 넣어 튀긴다.

⑤ 양배추는 심은 제거하고 채썰어 물에 담구었다 물기를 제거해 둔다.

⑥ 감자는 껍질을 벗기고 3~4등분하여 썰어 물에 담근다. 건져서 물을 찰랑찰랑 넣고 삶는다.

⑦ 접시 중앙에 ⑥의 양배추를 산처럼 담고 튀긴 빙어를 주위에서부터 방사상으로 세운다. 생선 사이에 감자를 놓고 파세리 등을 곁들인다.

연근 튀김

연근에 간 고기를 프러스하여 볼륨을 주었다. 샐러드유를 사용해서 살짝 튀긴다.

재료(4인분)

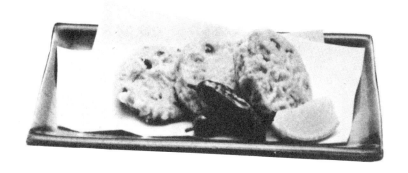

연근 300 g , 돼지고기 붉은살 200 g , 생강즙·참기름 각 조금, 파 다진 것 8cm 분량, 계란 노른자 1개, 고추 8개, 튀김기름, 레몬 1 / 2개분.

만드는 법

① 연근은 껍질을 벗겨 5mm 두께로 둥글게 썬다.

② 볼에 돼지고기 간 것, 생강즙, 참기름, 파 다진 것, 간장 작은술 2, 녹말가루 큰술 1 / 2을 넣고 끈기가 나도록 섞는다.

③ ①의 연근 2개를 한쌍으로 해서 그 사이에 ②를 끼운다. 주위에서부터 내용물이 빠져 나오지 않도록 모양을 다듬는다.

④ 볼에 계란 노른자를 풀고 물 1 / 2컵을 넣어 섞는다. 밀가루 큰술 4개를 넣어 섞어 튀김옷을 만든다.

⑤ 튀김 기름을 중간 온도로 해서 ③에 ④의 옷을 입혀 기름에 넣는다. 안의 고기가 익도록 천천히 튀긴다.

⑥ 고추는 2~3개 칼집을 넣어 살짝 기름에 튀긴다.

⑦ 레몬을 썬다.

⑧ 튀긴 ⑤를 접시에 담고 고추와 레몬을 곁들인다. 레몬즙을 짜 끼얹어 먹는다.

샐러드

통풍인 사람은 미네랄이 많은 식품을 많이 먹어야 한다. 야채, 과일, 감자, 버섯, 해초 등이 그것인데, 가벼운 샐러드로 해서 매일 먹도록 하자. 싱싱한 야채는 생으로, 감자, 브로컬리, 컬리플라워 등은 삶거나 데쳐서, 마요네즈나 드레싱에만 의존하지 말고 피넛츠나 통조림 등을 넣어 색다른 맛을 프러스하면 엷은 맛의 샐러드가 된다.

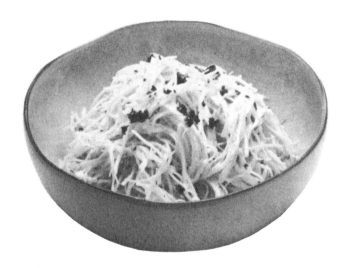

무 샐러드

싱싱하고 단 겨울 무는 날 것으로 먹는 것이 최고이다.

재료(4인분)

무 250 g, 셀러리 1개, 레몬즙 1 / 4개분, 드레싱(마요네즈 큰술 4, 우유 작은술 2, 레몬즙 1 / 4개분, 겨자 작은술 1 / 2) 파세리 다진 것 조금.

만드는 법

① 무는 껍질을 벗겨 4.5㎝ 길이로 채썬다. 냉수에 3분 정도 담궜다가 채에 받친다.

② 셀러리 1개는 가늘게 채썬다.

③ 무와 셀러리를 썰고 소금 작은술 1 / 3, 레몬즙, 후추 조금으로 밑맛을 낸다.

④ (   ) 안을 섞어 드레싱을 만든다.

⑤ ③의 무와 셀러리를 ④의 드레싱으로 묻혀 그릇에 담고 파세리를 뿌린다.

두릅, 오이,래디쉬 샐러드

흰색, 녹색, 빨강의 색스러운 봄에 최고인 샐러드이다.

재료(4인분)

두릅 · 오이 각 1개, 래디쉬 5개, 드레싱(샐러드유 큰술 2, 식초 큰술 $1\frac{1}{2}$, 소금 작은술 1 / 2).

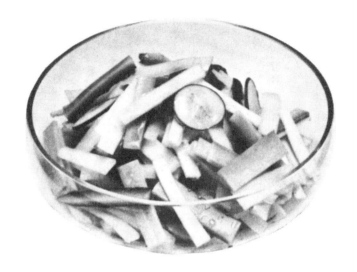

만드는 법

① 두릅은 4cm 길이로 썰어 껍질을 벗긴다. 식초물에 20분 정도 담가 두었다가 길이로 썬다.

② 오이도 4cm 길이로 썰어 두릅과 같은 굵기로 썬다.

③ 래디쉬는 잎 부분을 제거하고 얇고 둥글게 썬다.

④ (   )안의 조미료를 섞어 드레싱을 만든다.

⑤ 볼에 두릅, 오이, 래디쉬를 섞고 ④의 드레싱으로 무쳐 그릇에 담는다.

냄비 요리

엷은 맛으로 맛있게 먹기 위해서는 국물이 잘 나오는 재료를 사용해야 한다. 은근히 끓이면 재료에서 우러나오는 국물이 건더기에 배어 맛을 낸다.

냄비는 막 만들어 먹는데서 오는 맛과 모두 함께 둘러앉아 즐길 수 있는 맛이 있어 더욱 좋다.

배추 냄비

엷은 맛의 스프로 끓이는 것이므로 배추의 단맛을 살릴 수 있다. 저칼로리의 서양식 냄비 요리이다.

브로컬리나 생표고버섯을 첨가하면 색도 맛도 더 좋아진다.

재료(4인분)
배추 1 / 2 포기(800 g), 스프 4컵, 햄 100 g .

만드는 법
① 배추는 1장씩 잎을 떼어 뜨거운 물에 데친다. 채에 받쳐 식혀 가볍게 물기를 짜 길이를 맞추어 썬다.

② 햄은 4등분한다.

③ 냄비에 스프 4컵을 넣고 소금 작은술 1개와 배추를 넣어 약하게

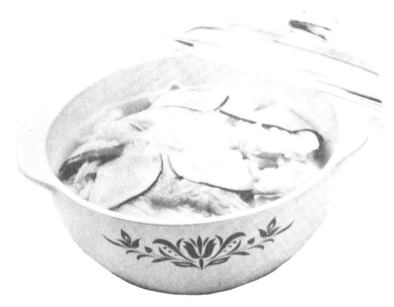

불을 켠다.

④ 배추가 어느 정도 익으면 햄을 넣고 끓여 스프와 건더기를 덜어 먹는다.

· 배추의 잎과 햄은 냄비를 식단에 올릴 때 넣어 익히면서 먹는 것이 좋다.

· 끝으로 파세리 다진 것을 뿌리면 색과 향의 악섹트가 된다.

· 건더기만을 먹고 스프에 밥을 넣어 양식죽을 만들어도 좋다.

· 배추 대신 양배추다.

· 햄은 로스햄 보다 프레스햄으로.

스프

통풍인 사람은 수분을 많이 섭취할 필요가 있다. 그렇다고 해서 물이나 차만 벌컥벌컥 마시는 것은 쉽지 않은 일이다. 식사 때는 3번 모두 반드시 국을 곁들이는 것이 좋은데 된장국만을 먹는 것은 염분이 많아 오히려 고혈압이 되어 버린다. 야채를 많이 넣어 서양식으로 스프를 끓이거나 여름에는 찬 스프로 바꾸는 것이 좋다. 계절이나 주채(主菜)에 맞추어 변화 있는 국을 먹자.

새우 스프

새우와 야채로 색을 낸 건더기가 많은 스프이다.

재료(4인분)
무 5cm, 당근 1/2개, 감자 4개, 생표고버섯 3개, 작은 새우 8마리, 다시국물 $3\frac{1}{2}$ 컵

만드는 법
① 무는 6mm 두께로 썰고 당근도 마찬가지 크기로 썰어 각각 데친다.
② 감자도 껍질을 벗겨 6mm로 썰어 데친다.
③ 생표고버섯은 자루를 떼고 4등분한다.
④ 새우는 등을 벗겨 소금물로 데쳐 껍질을 벗긴다.

⑤ 냄비에 다시국물 ①, ②, ③을 넣고 불을 켠다. 야채가 부드러워지면 소금 작은술 1개, 간장 작은술 1개를 넣고 물에 푼 녹말가루 큰술 2개로 걸쭉함을 낸다.

새우를 넣어 그릇에 담는다.

요구르트 스프

여름철 아침에 적합한 찬 스프이다. 요구르트의 신선한 신맛이 잠을 깨게 한다.

재료(4인분)

프레인 요구르트·스프 각 1컵, 토마토 (작은 것) 1/2개, 레몬즙 1/5개분.

만드는 법

① 토마토는 껍질을 벗겨 꼭지와 씨를 제거하여 8mm로 썬다.

② 스프는 식혀 둔다.

③ 볼에 프레인 요구르트를 담고 ②의 스프를 넣어 푼다. 레몬즙, 소금 작은술 1/2, 샐러드유 큰술 1, 후추 조금을 섞어 토마토를 넣는다.

④ 그릇에 얼음 조각을 넣고 ③을 붓는다. 스프를 곁들여서.

· 파세리 다진 것을 넣으면 향도 좋고 청량감을 느끼게 된다.

· 토마토는 잘 익은 것을 사용하는 편이 좋다.

미네스트로네

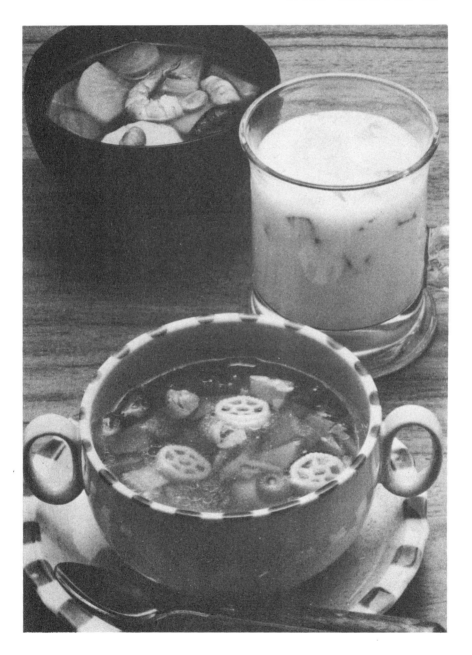

토마토, 셀러리, 디자인 마카로니가 든 이탈리아식 스프이다.

재료(4인분)

베이컨 1 / 2개, 양파(작은 것) 1개, 셀러리 5㎝, 당근 1 / 3개, 감자, 토마토(중간 것) 각 1개, 그린피스 큰술 2, 디자인 마카로니 40 g, 마늘 다진 것 1개분, 스프 4컵.

만드는 법

① 베이컨과 야채는 1㎝로 썬다.

② 두꺼운 냄비에 기름 큰술 1개를 달구어 마늘을 볶는다. 향이 나면 베이컨, 양파를 볶고 토마토 이외의 야채를 넣어 가볍게 볶는다. 스프, 토마토를 넣어 끓으면 거품을 깨끗하게 건져낸다.

③ 디자인 마카로니를 넣어(클 경우 데쳐 둔다)약한 불에서 20분, 야채가 부드러워질 때까지 끓인다.

④ 소금 작은술 1 / 2, 후추 조금으로 맛을 내 스프 그릇에 담는다.

음 료

목이 마를 때 청량음료나 시판되고 있는 쥬스만 먹고 있으면 영양적으로 좋지 않다. 오히려 물이나 차를 마시기 바란다. 가능하면 수분은 비타민 C, 칼슘, 단백질이 풍부한 과일이나 우유를 섭취하기로 한다. 과일도 쥬스로 만들면 단숨에 마실 수 있고 우유도 약간만 손을 대면 음료가 된다. 손으로 직접 만드는 음료는 설탕의 양을 줄일 수 있으므로 안심이다.

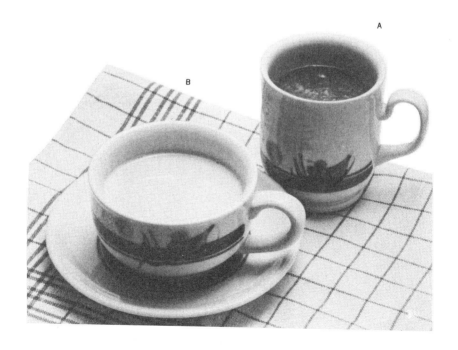

A 핫사과 쥬스

사과로 만든, 몸을 따뜻하게 해 주는 쥬스이다. 흐린 핑크빛이 나므로 편안함을 느낄 수 있다.

아삭아삭 씹히는 느낌도 좋고 남성이 아주 좋아하는 것 같다.

재료(1인분)
사과(홍옥) 1 / 2개, 레몬즙 1 / 4개분.

만드는 법
① 사과는 껍질을 벗겨 갈고 껍질은 따로 둔다.

② 작은 냄비에 물 3 / 4컵과 사과 껍질을 넣어 끓인다. 2~3분 끓인 뒤 껍질을 꺼낸다.

③ ②에 간 사과를 넣고 설탕 큰술 1, 레몬즙을 섞어 끓인다.

물을 탄 녹말가루를 작은술 1개 만큼 넣어 걸쭉함을 만들어 컵에 담는다.

· 사과 대신 복숭아 통조림을 사용하여 핫넥타식으로 만들어도 좋다.

B 스파이스티

향기가 좋은 밀크티이다. 아주 피로할 때 향이 마음을 안정시켜 주는 것 같다.

재료(1인분)

우유 1컵, 홍차 작은술 1, 생강 얇게 썬 것 1개, 클로우브 2개, 카르다 몬 으깬 것 1개, 시나몬 1cm, 설탕 적당량.

만드는 법

① 작은 냄비에 우유, 홍차 그 외 향료를 전부 넣어 약한 불에 올린 다.

② 끓기 시작하면 불에서 내려 잠시 두었다가 또 불에 올린다. 3회 정도 이렇게 반복하여 우유에 향을 가미한다.

③ 밀크티를 컵에 따른다.

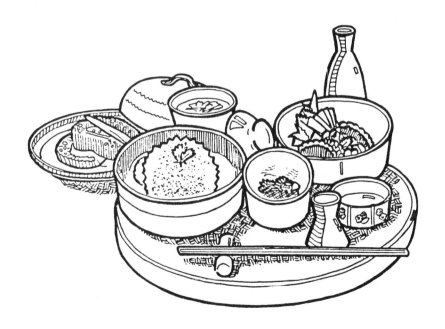

부피를 낸다

칼로리 제한을 받고 있는 사람은 음식이 적어 불만을 느끼는 경향이 있다. 한 공기의 밥으로 부족한 듯 싶어도 밥을 하기에 따라 3배로 불릴 수도 있다. 반찬 속에는 노칼로리인 해조류를 넣으면 그만큼 푸짐한 느낌으로 먹을 수 있다. 재료면에서도 그렇고 보기에도 부피를 줄이려 노력하면 칼로리를 올리지않고 배 부르게 먹었다는 만복감을 얻을 수 있다.

된장 오뎅

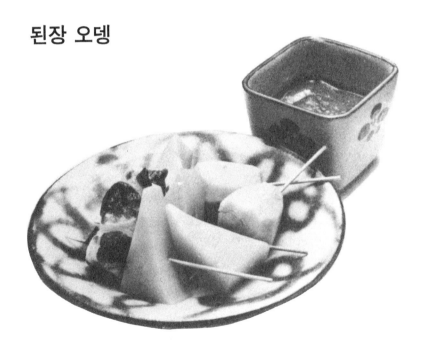

된장을 곁들이는, 언제나 먹어도 질리지 않는 소박한 오뎅이다. 곤약이나 다시마는 노칼로리이지만 된장에는 칼로리가 있으므로 지나치게 곁들여 먹지 않도록 주의한다.

무, 구운 두부도 저칼로리이다.

재료(4인분)

곤약 2장, 감자 8개, 다시마 20㎝, 된장 100g, 다시국물 1/3컵.

만드는 법

① 곤약은 1개를 6개로 썰어 데친다.

② 감자는 껍질을 벗겨 강한 불에서 삶는다.

③ 다시마는 더러움을 털어낸다.

④ 냄비에 다시마를 깔고 곤약, 감자를 넣는다. 재료가 잠길 정도로 물을 부어 약한 불에서 15분 정도 끓인다.

⑤ 작은 냄비에 된장, 다시마, 설탕 큰술 3개를 넣어 불에 올린다. 나무 주걱으로 저어 된장 소스를 만든다.

두부밥

따뜻한 밥에 뜨거운 된장국을 넣으면 밥의 양이 3배에 가깝게 보인다. 큰 두부가 있는 먹음직스러운 밥이다.

재료(1인분)

밥 110g, 두부 1/4모, 다시국물 3/4컵, 된장 큰술 1개, 파 조금.

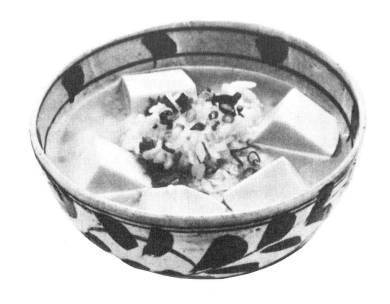

만드는 법

① 두부는 1.5cm로 썬다.

② 파는 잘게 다진다.

③ 다시 국물을 끓여 된장을 푼다. 두부를 넣어 두부가 따뜻해진 정도에서 불을 끄고 된장국을 만든다.

④ 큼직한 그릇에 밥을 담고 뜨거운 ③을 듬뿍 얹는다. 위에 파를 뿌린다.

·된장국에는 미역, 유부 등을 넣어도 좋다.

·두부는 지나치게 끓이지 않도록 한다. 지나치게 끓이면 맛이 떨어지므로 따뜻해지는 정도로.

·된장국이 아니고 따뜻한 밥에 두부가 든 맑은 국을 듬뿍 끓여 생강을 얇게 얹어 먹는 것도 맛있다.

소재의 맛으로 먹는다

간장이나 설탕의 양만을 삼가한다고 해서 엷은 맛의 요리가 되는 것은 아니다. 소재 자체의 맛을 살려 먹는 것이 바른 방법이다. 그러므로 신선한 맛이 있는 소재를 잘 살려 사용하는 것이 중요하다. 또 구워서 향을 내거나 참깨나 레몬즙 등을 프러스하는 것은 엷은 맛에 빼놓을 수 없는 방법이다. 물기가 흥건하거나 뭔가 부족한 느낌이 들지 않도록 연구한다.

숙주 참깨 무침

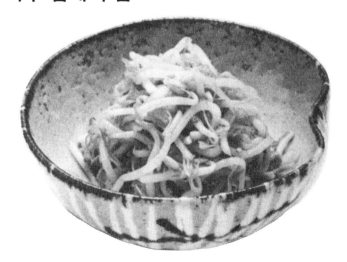

숙주는 값이 싸고 부피가 있으며 비타민 C가 많은 야채이다. 담백한 맛의 숙주는 씹히는 맛이 생명이다. 살짝 데쳐 참깨 향으로 맛을 내도록 한다.

재료(4인분)

숙주 400 g, 참깨 큰술 2, 참기름 큰술 1 / 2.

만드는 법

① 숙주는 잘 씻어 잡티를 제거한다. 소금 한 줌을 넣은 물에 살짝 데쳐 채에 받쳐 물기를 제거하여 넓게 펴서 재빨리 식힌다.

② 참깨는 작은 냄비에 넣어 약한 불에서 향기가 나도록 볶아 으깬다.

③ ②의 깨에 간장 큰술 1개, 참기름을 섞는다.

④ 숙주의 물기를 가볍게 짜서 ③으로 무쳐 그릇에 담는다.

· 숙주는 먹기 직전에 무칠 것. 오랫동안 두면 물기가 배어 나오므로 주의.

· 겨자를 넣어도 맛있다.

· 유부를 구워 잘게 썬 것을 넣어도 좋다.

· 숙주는 재빨리 조리하여 즉시 먹는 것이 제일.

조개국

조개의 단맛으로 국물에 충분히 맛이 우러나온다. 봄의 조개는 특히 맛이 있으므로 특별히 다른 맛을 더 낼 필요가 없다.

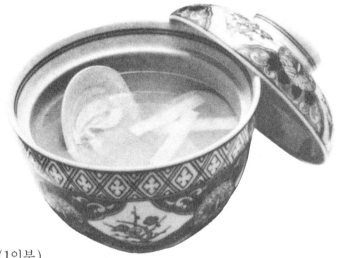

재료(1인분)

조개(중간 것) 2개, 다시마 · 당근즙 조금.

만드는 법

① 조개는 소금물에 담구어 찬 곳에 한동안 둔다. 모래를 토해 내게 하여 잘 씻는다.

② 다시마는 더러움을 털어내고 물 1컵을 넣어 한동안 둔다. 다시마를 꺼내 다시 국물을 만든다.

③ 땅두릅은 껍질을 벗겨 5cm 길이로 썬다.

④ 그릇에 조개, 술 큰술 1개, 다시마 국물 1 / 2컵을 넣는다.

⑤ 김이 오르는 찜통에 넣어 중간 불로 10분 정도 찐다. 조개가 벌어지면 땅두릅을 넣어 마무리.

· 조개는 지나치게 끓이면 단단해져 맛이 떨어진다. 적당하게 익으면 먹는다.

· 땅두릅 대신 세닢이라도 좋다.

엷은 맛을 내는 요리의 요령

댁의 간은 진한 편인가요? 아니면 엷은 맛? 간에 있어서는 사람들이 각기 태어나 자란 환경의 영향이 크다. 일반적으로 북쪽 사람들은 간이 싱겁고, 남쪽 사람들은 진한 것 같다.

일반적으로 우리는 서구인에 비해 염분을 많이 섭취하고 있다. 최근에는 식염의 지나친 섭취는 고혈압으로 연결된다는 보건 지도가 행해져 식염 섭취량도 많이 줄었으나 그래도 건강한 사람은 1인당 15~20g의 식염을 섭취하고 있다.

미국에서는 1일 식염을 5g으로 줄이라는 지도 목표가 세워져 있다. 우리도 건강한 사람은 8~10g, 만일 집안에 고혈압인 사람이 있으면 6g 이하로 억제하라고 하고 있다. 이것은 건강한 사람이라도 현재 섭취하고 있는 소금을 거의 반으로 줄여야 한다는 말이 된다.

'도저히 무리다'라는 말을 듣게 되지만, 맛이라는 것은 습관이다. 절인 음식이나 간장을 삼가하고 우동이나 라면의 국물은 남긴다는 생각을 가지면 식염은 상당히 줄일 수 있다. 또 세끼의 식사를 엷은 맛으로 즐기는 요령을 살펴보기로 하자.

소재의 맛을 살린다

극단적인 말일지 모르지만 우선 소금을 전혀 치지 않는 조리법에서부터 출발. 생선이나 고기는 그 자체에 미량이지만 염분을 함유하고 있다. 100 g 중 전갱이는 날 것 150㎎, 구운 것은 200㎎, 쇠고기는 60~65㎎ 정도 양이다. 그대로 굽거나 쪄도 보통이라면 먹을 수 있으나 밥 반찬으로 쓰거나 술 안주가 되면 조금 맛이 싱거워질 것이다.

생선이나 고기를 그대로 굽거나 찌거나 삶거나 하여 작은술 1개의 간장(식염 1 g)을 쳐 먹거나, 간장 반 식초 반을 섞은 것에 담궈 먹는 것에서부터 시작해 보자. 간장 반량은 작은술 1 / 2로 0.5 g 의 염분.

특히 조개나 굴, 오징어, 새우 등은 단맛이 강하므로 술을 뿌려 찌는 것만으로도 아주 맛있다. 레몬이나 유자즙을 곁들여도 맛있게 먹을 수 있다.

단, 이 경우는 재료가 신선해야 한다는 것이 절대 조건이다. 신선도가 떨어진 재료는 생선의 경우는 소금을 쳐 살을 조일 필요가 있고 쪄도 향신료로 짙은 맛을 내지 않으면 맛있게 먹을 수 없다.

야채는 나트륨을 함유하고 있지 않지만 신선한 셀러리나 무, 오이, 당근 등은 그대로 아삭아삭 먹으면 소재의 단맛과 향을 즐길 수 있다.

눌게 하는 것, 굽는 것도 맛내기의 일종

약간 눌게 하는 것, 구워서 색을 내는 무니에르나 구운 생선 등은 소금이 적어도 향기롭고 맛있게 먹을 수 있다.

또 기름으로 튀긴 것도 아삭한 느낌과 향미가 프러스되어 좋다.

단, 기름으로 굽거나 튀길 때는 기름의 온도가 낮으면 색도 나쁘고

기름이 배게 되어 엷은 맛으로는 도저히 맛있게 먹을 수가 없다. 또 고기나 생선을 튀기거나 구울 때는 보통은 염분 1% 정도의 밑맛을 내지만 그것을 반으로 줄이거나 1%를 친 뒤, 다 만들어서 소스나 간장을 쳐서 먹는 등의 연구도 필요하다.

신맛이나 향신료 맛으로 먹는다

식초의 신맛을 이용하는 것도 엷은 맛 요리의 요령이다. 식초는 현미 식초와 같이 단맛이 있는 것도 있으므로 분발하기 바란다. 또 다시국물이나 미림, 설탕으로 약간의 단맛을 가해도 좋을 것이다. 굽거나 튀긴 생선이나 고기를 이 식초에 담구면 엷은 간으로도 먹을 수가 잇다. 샐러드 드레싱도 소금기를 삼가한다. 이 경우, 후추와 파르리카 등을 악센트로 한다. 또 생강이나 마늘의 향을 사용하는 것도 방법. 참깨나 카레의 향미도 좋고 산초나무순의 향이나 고추 등도 도움이 된다.

또 신맛에는 레몬이나 유자, 귤 외에 향미도 가해 한층 먹기 좋게 한다.

설탕은 삼가한다

감자 조림이나 멸치를 볶을 때 자주 경험하는 것인데 설탕과 간장맛은 언제나 연립해서 짙어지게 된다. 즉, 짙게 맛을 낼 때는 용량(계량 스푼으로)이 언제나 같다고 생각할 수 있다. 설탕을 많이 넣으면 간장도 연립해서 늘고, 설탕을 줄이면 간장도 주는 것이다.

균형 잡힌 하루 식단 2000Kcal

유부 조림

① 유부에 열탕을 부어 기름기를 빼고 한 입 크기로 썬다.

② ①에 계란을 넣고 입구를 이쑤시개로 고정시킨다 (부드러운 유부라도 좋다).

③ 다시 국물 1/4컵, 설탕·간장 각 큰술 1/2, 술 큰술 1/4로 10분 정도 조린다.

④ 쑥갓은 살짝 데쳐 ③의 국물로 조린다.

⑤ ③은 반으로 썰어 ④와 담는다.

샐러드 무침

만드는 법

① 빨간 고추는 씨를 빼 잘게 썬다.

② 야채는 각각 얇게 썰어 가볍게 소금을 뿌려 하룻밤 둔다. 물기를 짜 샐러드유와 식초로 무친다.

후루츠 바바로아

만드는 법

① 분말 젤라틴은 물을 약간 타 우유, 계란 노른자, 설탕을 넣어 약한 불에 올린다. 나무주걱으로 저으면서 끓인다.

② 생크림은 거품을 내어 통조림 복숭아와 함께 ①에 섞어 차게 식혀 굳힌다.

조개 중국식 구이

만드는 법

① 조개는 물기를 없애 녹말가루를 얇게 입힌다.

② 냄비에 기름을 둘러 달구어 ①을 살짝 익혀 꺼낸다. 다진 마늘을 넣고 볶아 간장 작은술 1, 우스타소스, 물 큰술 1 / 2을 넣는다. 조개를 다시 넣고 국물을 조린다.

③ 실파는 5㎝ 길이로 썰어 살짝 볶아 소금 조금을 뿌린다.

④ 접시에 실파를 깔고 조개를 담는다.

참마 튀겨 조림

만드는 법

① 참마는 껍질 벗겨 한 입 크기로 썬다. 소금으로 비벼 미끈거리는 것을 씻어내고 튀김 기름으로 살짝 튀긴다.

② 냄비에 ①을 넣고 스프를 넣는다. 간장 작은술 1, 설탕으로 맛을 내 조린다.

감량 중인 하루 식단 1600Kcal

치즈 토스트

만드는 법

식빵 1장 위에 슬라이스 치즈를 얹는다. 오븐토스터에 넣어 치즈가 흐를 정도로 굽는다.

미역 샐러드와 햄

만드는 법

① 레터스는 한입 크기로 찢어 물 1컵에 소금 작은술 1/2 소금물로 비벼 물기를 제거한다.

② 미역은 물에 불려 잘게 썬다.

③ 멸치는 열탕을 붓는다.

④ 햄은 4등분한다.

⑤ 레터스에 ②, ③을 넣고 레몬즙을 뿌린 뒤 햄을 얹는다.

모카녹

만드는 법

계란은 거품을 내어 우유, 설탕, 인스턴트 커피와 섞어 컵에 따른다.

튜너 라이스

만드는 법

① 양파, 토마토, 피망은 각 껍질이나 씨를 제거하여 사방 1㎝ 크기로 썬다.

② 두툼한 냄비에 기름을 둘러 달구어 양파를 볶는다. 피망, 토마토, 으깬 참치 통조림, 쌀을 넣고 보통 밥을 지을 때처럼 물을 붓는다. 소금 작은술 1 / 4, 후추로 맛을 내 밥을 짓는다.

돼지고기 카레 구이

만드는 법

① 돼지고기는 먹기 좋은 크기로 썰어 간장 작은술 1 / 2로 밑간을 한다.

② 후라이팬에 기름 조금을 둘러 달구어 돼지고기를 넣고 카레가루, 간장을 각각 조금씩 뿌려 굽는다.

호박 버터 조림

만드는 법

호박은 2㎝ 길이로 썰어 버터, 설탕, 소금, 물을 조금씩 넣어 부드럽게 조린다.

두부 구이

만드는 법
① 두부는 물기를 빼 깍뚝썰기한다.
② 표면의 물기를 가볍게 닦아 밀가루, 계란 푼 것, 가다랭이 순으로 바른다.
③ 후라이팬에 기름을 둘러 달구어 약한 불에서 ②의 전면을 깨끗하게 굽는다.
④ 접시에 ③을 담고 무를 갈아 곁들인다.

중국식 무침

만드는 법
① 가슴살은 소금, 술 조금을 뿌려 약한 불에서 증기로 조린다.
② 오이는 채썬다.
③ 버섯은 물에 불려 잘게 썬다.
④ 해파리는 소금기를 빼 3cm 길이로 썬다.
⑤ 참깨를 빻아 닭고기 삶은 물 작은술 1, 식초 작은술 2 / 3, 간장을 넣는다.
⑥ 닭고기, 오이, 버섯, 해파리를 섞어 ⑤로 무친다.

포테이토 스프

만드는 법

① 감자는 껍질을 벗겨 반으로 잘라 얇게 썰어 물에 담궈둔다.

② 양파는 얇게 썬다.

③ 두툼한 냄비에 기름을 둘러 달구어 양파를 살짝 볶아 감자와 스프를 넣고 끓인다.

④ 야채가 충분히 부드러워지면 거른다.

⑤ 냄비에 ④를 넣고 우유, 소금, 후추로 맛을 낸다.

⑥ 그릇에 담아 파세리를 다져 뿌린다.

메추리알이 든 팔보채

재료(4인분)

메추리알(삶아 껍질을 벗긴 것) 20개, 돼지고기 100 g, 오징어(몸통) 1마리, 햄(얇게 썬 것) 2장, 표고버섯 2개, 데친 죽순 60 g, 당근 50 g, 양배추 300 g, 피망 1개, 스프 3 / 4컵.

만드는 법

① 돼지고기는 한입 크기로 썰어 술, 간장, 녹말가루 각 조금을 넣어 삶아낸다.

② 오징어에는 칼집을 넣어 술, 소금, 생강즙을 각각 조금씩 뿌려 삶아 낸다.

③ 표고버섯은 불려 자루를 잘라 내고 다른 재료는 납작하게 썬다.

④ 중간 냄비에 기름 큰술 2개를 둘러 달구어 야채를 볶는다. 스프, 소금 작은술1, 간장 작은술 2, 술 큰술 2개와 남은 재료를 넣어 끓인다.

통풍을 치료하기 위해서

통풍 발작은 7전8기의 괴로움. 그러나 발작이 멈추면 별 걱정이 없다. 약으로 일시적으로 통증은 가라 앉힐 수 있다 해도 통풍이 생기는 원인을 이해할 필요가 있을 것이다.

통풍의 뒤에는 고혈압이나 심장병이나 신장병 등으로 이어지는 인자가 숨어 있다. 발작은 그 위험 신호 중 하나. 이것을 기회로 바른 식사를 중심으로 두 번 다시 발작을 일으키지 않기 위한 생활개선을 실천하도록 하자.

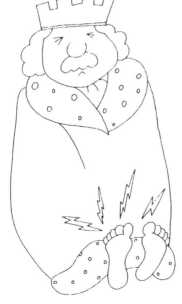

어느 날 갑자기 일어나는 통풍 발작

통풍이라는 병은 주로 발 엄지가 어느 날 갑자기 빨갛게 부어 오르고 그에 따른 격통이 일어나 앉을 수도, 설 수도 없는 일종의 급성 관절염이다. 그 통증은 대단한 것이어서 옆에 사람이 지나가거나 이불 무게에 의해서도 고통을 느낀다.

부어 오르는 것은 엄지 발가락 뿐만이 아니고 발목, 발등, 발바닥, 아킬레스건, 무릎, 팔꿈치, 손가락 등에도 일어난다. 또 전신에 경도의 발열, 오한, 두통 등의 증상이 나타나기도 한다.

이 염증은 그냥 두면 1주일 정도 지나면 자연스럽게 낫는다. 그러나 그것으로 다 나은 것이라고 생각해서는 안된다. 통풍은 그 고통 자체보다도 그 근원에 있는 고뇨산혈증(高尿酸血症)에 의해 더욱 큰 문제가 되는 것이다. 염좌나 타박을 당한 기억이 없는데 갑자기 부어 오르고 통증이 있으면 우선 통풍을 의심해 보고 의사를 찾아가 보도록 한다. 고뇨산혈증, 즉 혈액 중의 뇨산치가 정상 이상으로 높은 증상이 몇 년 계속되면 비록 통풍 발작이 일어나지 않아도 뇨산의 작용으로 동맥경화(動脈硬化)가 빨리 오기도 하고 신장이 상하여 뇨독증(尿毒症)이 되기도 하고 뇨관결석이 발생하기도 하고 심장 동맥이 상하여 심근경색(心筋梗塞)이 되는 중대한 질환이 일어날 가능성이 있기 때문이다.

통풍은 일찍이 제왕병(帝王病)이라고 불리웠다

통풍이라는 병은 이전까지는 그런 것이 있다라는 상식 정도로 취급되었다. 그만큼 그 환자가 별로 없었던 것이다.

그러나 서구에서는 미식(美食)으로 날을 지새는 왕후 귀족들 중에 통풍 환자가 많았다. 그래서 통풍이 제왕병이라고 불리우게 되었던 것이다. 또 다윈, 괴테, 밀턴, 플랭크린 등의 미식가가 통풍으로 고생했었다는 이야기는 유명하다.

그러던 것이 우리나라도 지방식이 늘고 비만자가 많아지자 점점 통풍 환자가 많이 발생하게 되었다.

통풍은 언제부터 있었을까

이것은 의외로 오래된 병으로, 그 기록이 아주 이전부터 남겨져 있다. 매독이 1492년 콜롬부스가 아메리카 대륙을 발견했을 때 유럽에서 나타났다는 이야기는 있지만 통풍은 더 오래되어 고대 이집트 시대 고문서(古文書)에 기록으로 남아 있다. 그리고 당시 미이라의 뼈에 통풍을 앓았던 흔적이 확실하게 남아 있는 것이다.

더욱 놀라운 것은 기원전 400년 무렵 의성(醫聖)이라고 일컬어지던 히포크라테스가 이미 통풍에 대해 다음과 같은 말을 남기고 있다.

① 거세한 남성은 통풍을 앓지 않는다.

② 여성은 생리가 있는 나이에는 통풍을 일으키지 않는다.

③ 남성은 사춘기에 통풍이 일어난다.

현대 의학에서 말하는 통풍과 성호르몬의 관계에 대해 이미 히포크라테스는 뭔가를 알고 있었던 것이다.

요산과다(尿酸過多)가 일으키는 통풍

통풍의 원인이 되는 것은 뇨산이다. 이것은 인간이 살아 있는 이상 항상 체내에서 생성되는 물질인데, 이 뇨산의 생성과 배설의 밸런스가 깨질 때 뇨산이 과다해진다.

즉, 고뇨산(高尿酸) 혈증(血症)이 된 경우 통풍이 발생할 가능성이 있는 것이다.

그럼 통풍의 근원이 되는 뇨산은 어디에서 만들어지는 것일까. 인간의 세포 내에는 핵산(核酸)이라는 것이 존재하고, 이것은 유전과 생명 유지에 없어서는 안될 물질이다. 이 핵산이 신진대사에 의해 파괴되면 혈액을 타고 간장으로 운반되어 그곳에서 뇨산으로 분해된다. 이 외 음식물 속에 푸린체(핵산이 뇨산으로 변화되는 도중의 물질)가 있으면 그것도 분해되어 뇨산이 된다. 사람은 뇨산을 더 분해하는 효소를 체내에 갖고 있지 않으므로 이것이 최종 산물이다. 새나 원숭이도 마찬가지로 칠면조가 통풍을 앓는다는 것도 유명한 이야기이다. 그러나 동물에 따라서는 뇨산을 더 분해하여 배설하는 것도 있다.

이와 같이 뇨산은 항상 체내에서 생성되는 물질이다. 동시에 뇨나 변으로 배설되고 있다. 앞에서도 말했듯이 이 생성과 배설의 균형이 깨졌을 때 고뇨산혈증이 일어난다. 언밸런스가 되는 원인에는 체내에서 뇨산이 과잉으로 생성되는 것과 신장 기능의 저하에 의해 뇨산의 배설이 잘 되지 않는 것이 있다. 씨름 선수와 같이 1일 6000Kcal 이상 식사를 계속하면 심하든 덜하든 반드시 비만이 된다. 또 푸린체를 함유하는 식품의 과잉섭취로 이어지므로 체내에서 생성되는 뇨산의 양에 배설 쪽이 따라가지 못하는 경우가 생기고, 점차로 고뇨산혈증이 된다. 제 2차 대전 중에는 유럽에서 당뇨병 환자는 물론이고 통풍 환자의 수도 격감했다고 한다. 조식(粗食)이 통풍 환자들에게는 좋다는 것을 여실히 보여주는 현상으로 통풍의 치료에 있어서 식이 요법의 중요함을 잘 알수 있다.

　이외에 유전적인 요소나 성호르몬의 관계에 따라서 뇨산이 과잉으로 생성되는 경우가 있다.

　또 체내에서 생성되는 뇨산의 양은 정상이라도 신장 등이 나빠 배설이 잘 되지 않을 경우도 뇨산치는 높아진다. 통풍 이외의 병 때문에 약제 (강압제 등)를 복용하면 배설기능이 떨어지는 경우도 있다.

　혈액의 PH는 7.4이다. 그리고 그 경우, 뇨산은 6.4mg / dl 전후이다. 그 이상으로 짙을 경우에는 그 어떤 자극이 관절 부분에 가해지면 기다렸다는 듯이 뇨산이 그 관절에 모이게 된다. 그리고 결정(뇨산염)을 만들어 그곳을 자극하여 염증을 일으키는 것이다.

　단 혈중 뇨산치가 15mg / dl이나 되는데 통풍 발작을 일으키지 않는 사람도 있고 7mg / dl 정도인데 발작을 일으키는 사람도 있다. 그것은 그 사람의 체질에 의한 것이라고밖에는 달리 생각할 도리가 없다.

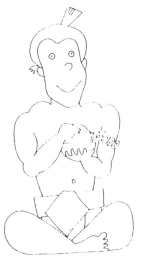

통풍의 치료 방침

통풍 치료에는 발작시의 격통(激痛)을 누르는 즉효적(即效的)인 치료, 통풍의 원인이 되는 고뇨산 혈증을 해소하기 위한 화학약품의 복용, 통풍 체질을 근본적으로 개선하는 식이요법, 한방요법, 온천요법(溫泉療法) 등이 있다. 각각 의미있는 치료이지만 이중 가장 중시되고 있는 것은 역시 식이요법이다.

발작 때의 치료법

통풍 발작은 매우 통증이 심하므로 우선 통증을 제거하는 것이 먼저이다. 여기에는 콜히친이라는 특효약이 있다. 이누세프란이라는 식물에서 만들어지는 약인데 무엇 때문인지 통풍에만 효과가 있으므로 이 약을 복용하고 통증이 가라앉으면 통풍이라고 생각해도 틀림없다.

1시간마다 1알씩 복용하면 3~5알에 통증이 낫는다. 단 이 약은 부작용으로 설사, 구토, 탈모 등이 있다. 또 임신이나 남녀를 막론하고 젊은 사람에게는 금물이다. 기형아 발생의 우려가 있기 때문이다.

이외에 페닐브타좀(상품명 브타조리진)이나 인드메사신(언더진 등) 등의 약도 같은 효과가 있으나 역시 신장 장해를 일으키거나 백혈구가 감소되는 부작용이 있다.

그리고 이들 약은 어디까지나 대증요법적인 것이지 근본적으로 치료하기 위해서는 식이요법이 제1이라고 생각해야 한다.

염증을 가라 앉히기 위해서는 냉습포도 효과가 있다. 국소에 열이 있을 때는 곧 마르므로 자주 갈도록 한다. 말할 것도 없이 발작이 일어나고 있는 곳을 비비거나 맛사지하는 것은 금물이다.

발작의 예방

통풍의 급격한 발작은 약물 복용으로 일시적으로는 가라 앉힐 수가 있으나 발작이 가라앉은 뒤의 치료가 통풍에는 무엇보다 중요하다. 발작이 일어났다는 것은 고뇨산 혈증이 있으니까 주의하라는 위험 신호이기 때문이다. 그러므로 평소부터 정기적으로 혈중의 뇨산치를 재고 그에 대응하여 케이스 바이 케이스로 식이요법을 실시하거나 약을 복용해야 한다. 최근에는 기업에서도 남성 사원의 정기 검진 때 혈중 뇨산치를 측정하는 곳이 많은데, 이것은 좋은 현상이라고 생각한다. 이 검사에서 뇨산치가 높다고 나온 사람은 3개월에 1번 정도는 혈액을 조사해 보아야 한다. 보통 생활을 하고 있을 때는 공복시 뿐만이 아니고 언제 채혈(採血)해도 상관없다. 그러나 아스피린계의 약이나 스테로이드 호르몬제, 비타민 C제, 어떤 종류의 혈압 강하제 등을 복용하고 있으면 뇨산치가 높아지므로 주의가 필요하다.

식이 요법

통풍을 근본적으로 치료하기 위해서는 식이요법이 가장 중요하다. 최근에는 통증을 억제하는 좋은 약이 나와 있기 때문에 식사를 가볍게 생각하는 경향이 있다. 그러나 통풍 발작의 원인이 푸린체의 대사 이상에 있으므로 매일의 식사가 치료의 기본이 된다.

10년 전에는 푸린체를 함유하고 있는 것은 모두 금했지만 그렇게 하면 식욕도 나지 않고 필요한 영양분도 섭취할 수 없게 되어 몸에 좋지 않으므로 현재는 일상 식생활에서는 어떤 것을 먹어도 좋다고 되어 있다. 푸린체가 많은 것도 계속해서 먹는 것이 아니면 그다지 걱정할 필요는 없다.

자세한 식이요법에 대해서는 다른 항을 참조하기 바란다.

통풍과 알콜

알콜과 통풍의 관계에 대해서는 여러 가지 설이 있으나 과음하지 않도록 주의하면 될 것이다.

통풍과 알콜에 대해서는 H대학에서 통풍을 전문으로 연구하고 있는 그룹이 흥미있는 실험을 하고 있다.

알콜과 혈중 뇨산치의 관계에 대한 실험인데, 맥주의 경우는 큰병 3~4병을 마시면 1시간 반 후에 혈중 뇨산이 약 1mg / dl 상승한다. 그후 서서히 내려가 원래치가 되는데는 10시간 후였다. 단 맥주는 마시기 시작한 뒤 6시간 정도 혈중에 약 2배의 뇨산이 배설되므로 혈중 뇨산치에 주는 영향은 비교적 적다고 할 수 있다.

소수는 3~5잔 마시면 1시간 반 후에 뇨산치가 약 1mg / dl 증가한다. 그러나 맥주와는 반대로 뇨산의 배설은 오히려 나빠지고 원래 상태도 되돌아가는 것은 6시간 후였다.

위스키 180cc를 물과 섞어 마시면 전자 2개에 비해 거의 혈중 뇨산치는 늘지 않는다. 그러나 뇨로의 배설은 1시간 반에서 3시간 후에 걸쳐 상당히 저하되어 6시간이 지나면 원상태가 된다.

이 실험으로 알 수 있는 것은 증류주(蒸溜酒)인 위스키는 혈중 뇨산치에는 거의 영향을 미치지 않는다는 것이다. 또 뇨로의 배설 면에서는 맥주가 가장 좋다는 것이다.

알콜 음료 중 푸린체의 양이 가장 적은 것은 증류주이다. 단 알콜과 뇨산치와의 관계는 푸린체만으로 좌우하는 것이 아니고 뇨로의 배설량도 문제가 된다.

화학 약품 요법

발작이 일어나지 않는 시기를 중간기(中間期)라고 부르는데, 이 동안 식이요법과 함께 이용하는 약에는 크게 나누어 2가지 종류가 있다.

하나는 혈액 중의 뇨산을 신장을 통해 체외로 내 보내는 작용을 갖고 있는 약, 또 하나는 체내에서 뇨산이 생성되는 시점에서 필요 이상으로 만들지 않게 하는 약이다. 어느 쪽이 좋다고는 말할 수 없고 사람의 증상이나 체질에 따라 다르다.

전자는 뇨산 이뇨제(利尿劑)라 불리우고 프로베네시드(상품명 프로베네미드)라는 이름이 붙어있다. 이것은 몸 속 여분의 뇨산을 신장에서 체외로 뇨와 함께 어디까지나 신장을 통해 뇨산을 배설시키는 것이므로 신장 기능이 약해져 있을 경우에는 사용하지 않는 편이 좋을 것이다. 뇨산은 일단 신장에서 뇨에 섞여 밖으로 나가기 전에 어느 정도 재흡수 되지만 그것을 무리하게 재흡수시키지 않고 밖으로 내보내는 약을 사용하면 부담이 가게 되는 것은 당연할 것이다.

후자는 뇨산생성 억제제라고 불리우고, 아로프리놀(상품명 자이로릭 등)이라고 한다. 본래 암 치료 목적으로 개발된 약인데 통풍을 갖고 있는 암 환자에게 사용했더니 암은 치료되지 않고 통풍이 좋아져 그 이후 한결 같이 통풍 치료약으로 활약하고 있다.

이 약은 뇨산이 생성되는 시점에서 그 과잉 생성을 억제하는 작용을 갖고 있으므로 프림체를 많이 함유한 식품에 주의하면서 먹을 필요가 없어 상당히 편리한 약이다. 특히 신장이 나빠서 뇨산 이뇨제를 사용할 수 없는 사람에게는 좋다. 체력 증강을 위해 남보다 많은 음식을 먹어야 하는 운동 선수들에게는 적합한 약이다. 그러나 이 약도 뇨산생성 도중에 그것을 방해하므로 뇨산 생성 이외의 대사(代謝)에 그 어떤 영향을 주지 않겠느냐는 우려를 하고 있는 학자도 있다.

아무튼 화학약품은 그것을 사용할 경우 개개인의 몸에 대한 효용과 비효용을 잘 알고 사용해야 한다.

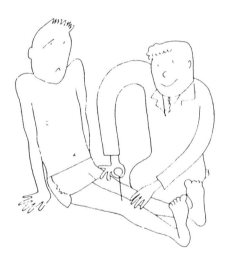

한방 요법

고뇨산혈증의 치료에 한방약은 큰 효과를 갖고 있다.

뇨산의 배설을 무리하게 권하거나 생성을 억제하거나 발작시의 통증을 막는 경우 등 그 각각의 상황에 따라 치료하는 서양 의학과는 달리 한방에서는 각자의 체질에 따라 몇 가지 종류의 약을 임기응변으로 사용한다. 즉,같은 고뇨산혈증인 사람이라도 A에게는 갑이라는 약, B에게는 을이라는 약을 사용하는 것이다. 병명에 좌우되어 약을 공식적으로 사용하지 않는다. 화학약품으로 부작용이 나타나는 사람이나 다른 질환으로 화약 약품을 사용할 수 없는 사람은 한번 시험해 볼 가치가 있을 것이다.

단 한방약에서 화학약품과 같은 즉효성은 기대할 수 없다. 어디까지나 끈기 있게 체질을 개선해야 하는 것이다.

고뇨산혈증에 효과가 있는 한방약으로 가장 일반적인 것은 월비가술탕(越婢加述湯)이다. 원래는 부종이 있는 사람의 이뇨제인데, 물이 고인 관절이나 류마티스 등에도 효과가 있다. 화학 약품의 뇨산이뇨제에 해당하는 것인데 효과는 완만하다.

이외에 오령산(五苓酸)이나 대자호탕(大紫胡湯)이라는 약이 있다.

한방약은 반년에서 1년이 지나야 겨우 효과가 나타나는,화학약품에 비해 매우 그 효과가 느리지만 대증 요법으로 끝나지 않고 근본적으로 체질을 개선하는 작용이 있으므로 보다 우수한 치료법이라고 할 수 있다.

온천요법

온천요법도 장기적으로 요양할 때는 무시할 수 없는 효과가 있다. 화학약품이 개발되기 이전에는 이것에 의존하는 사람이 많았다.

왜 온천이 좋으냐 하면 혈액순환을 원활하게 하고 신장에서 뇨의 배설을 촉진하는 효과를 가졌기 때문이다.

온천 요법을 할 경우에는 온천 병원을 갖고 있는 곳과 상담하는 편이 안심할 수 있다. 신장이나 혈압에 나쁜 온천도 존재하고 있기 때문이

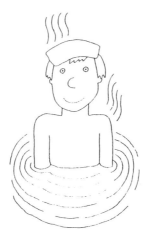

다. 온천하면서 화학약품이나 한방약을 사용해도 지장이 없으나 이 경우도 역시 식이요법이 기본이라는 것을 잊지 말기 바란다.

기타

통풍의 발작을 억제하기 위해 고뇨산혈증인 사람은 발이 편하지 않은 구두 등은 신지 않는 편이 안전하다.

장기간 그대로 서 있거나 하면 발의 같은 부분이 압박 받아 뇨산이 쌓이게 된다. 또 드라이브 등 같은 자세로 운전하고 있으면 몸의 혈액순환이 나빠지고, 발에 힘을 주어 엑셀을 밟으면 하반신에 응혈을 일으켜 통풍 발작이 생기는 경우가 있다.

그런 경우는 때때로 신을 벗거나 유연 체조를 하여 몸을 움직인다. 또 느긋하게 목욕을 하여 전신의 혈액 순환을 좋게 하면 심한 발작은 막을 수 있다.

또 매일 적당한 운동을 하면 신장의 작용이 활발해져 뇨의 배설량이 증가되는 경향이 있다.

통풍을 방지하는 식사의 기본

통풍이 있는 사람은 중년 이후 살이 찐 사람인 경우가 많은 것 같다. 고칼로리, 고지방 섭취에 의한 비만이 간접적으로 통풍의 원인이 된다. 체중을 줄이는 것에 의해 발작을 예방할 수가 있다.

또 통풍이라고 하면 프림체의 함유량이 많은 고기나 생선, 시금치 등의 식품은 일체 먹어서는 안된다는 생각을 갖는 경향이 있다. 그 때문에 단백질원은 부족되고 영양의 균형이 깨져 스태미너가 없어지고 체력 저하나 일의 능률이 오르지 않는다. 그러나 무엇이든 지나치지 않으면 되는 것이다.

통풍 식사의 포인트를 한 마디로 말하자면 무작정 감식(感食)하는 것이 아니고 영양의 균형을 생각하면서 푸린체 함유량이 특히 많은 것만을 삼가고 먹으면 되는 것이다. 즉, 푸린체 함유량만 신경쓰고 있으면 먹을만한 음식이나 요리의 레파토리가 적어져 식단에 변화를 주기 어렵다.

1일 필요한 식품을 맛있게 먹으면서 비만을 해소하고 통풍 예방이 되는 식이요법을 하려면 어떻게 해야 할까.

무엇을 어느 정도 먹으면 좋을까

식사는 그 사람의 식습관이나 기호에 맡기고 있으면 영양의 균형이 깨지기 쉽다.

그러므로 비만이나 성인병, 통풍이라는 병에 걸리기 쉬워진다.

이 세상에는 헤아릴 수 없을 정도의 식품이 있다. 이들 식품을 매일 무엇을 어느 정도 먹으면 영양적으로 균형이 잡히는 것인지 알기 쉽게 나타내고 있는 것이 '4군 점수법'이다.

이것은 우리들이 먹고 있는 수많은 식품을 영양 성분이 비슷한 것을 모아 크게 4개의 그룹으로 나눈 것으로, 이것을 '4가지 식품군'이라고 부르고 있다. 그리고 1일 어느 정도의 양을 먹으면 필요한 영양량을 섭취할 수 있을지를 나타내는데 점수법을 이용한다. 예를 들면 계란 1개(50g), 정어리 작은 것 1마리(55g), 감자 작은 것 1개(100g)가 모두 80Kcal로 이 80Kcal를 기준으로 1점으로 계산하는 것이다. 다음 표는 식품의 기준량과 80Kcal당 중량을 알기 쉽게 나타내고 있다.

4가지 식품군 중 제1~제3군까지는 몸의 구성과 기능을 높이기 위해 빼놓을 수 없는 성분(단백질, 비타민, 미네랄)을 함유하는 것이다.

1인이 1일 필요로 하는 에너지는 년령별, 남녀별, 노동의 정도에 따라 다소의 차이는 있지만 일반 남성이 1일 2000Kcal, 점수로 환산하면 25점이다. 이것은 중요한 영양소를 완전히 섭취할 수 있는 것이다. 그 내용은 이하에 나타내고 있듯이 1군에서 3~4점, 2군에서 3~4점, 3군에서 3~4점, 4군에서 13~16점이라는 식으로 균형을 잡는 것이 중요하다.

●제 1군

우유 및 유제품 ·· 2~3점

계란 ·· 1점

우유나 유제품은 양질의 단백질, 칼슘, 비타민 A, B₂ 등의 영양소가 균형 있게 함유되어 있는 우수한 식품이다.

우유는 1통에 1.4점, 스킴 밀크는 23g(큰술 4)이 1점, 이것은 지방이 적으므로 1점 중 단백질이나 칼슘, 비타민이 많아진다. 감량 중인 사람은 지방이 적은 스킴 밀크나 커티지 치즈 등을 이용한다. 스킴 밀크는 익숙치 않으면 마시기 힘이 들지만 과자나 포터쥬 등에 사용하면 어렵지 않게 섭취할 수 있다.

최근에는 식사 형태가 서구화되어 우유가 비교적 많이 섭취되고 있으나 그래도 아직 먼 것 같다. 1일, 1회를 빵으로 먹으면 섭취하기 쉬울 것이다. 포터쥬, 화이트소스, 그라탕, 크림 등의 재료로 사용한다.

계란의 영양가는 매우 우수하여 모든 사람이 섭취해야 할 식품이다. 계란 1개(50g)가 1점이다. 1일 1개는 섭취하도록 한다. 계란의 단백질은 질(質)의 면에서는 고기나 생선, 우유보다 가치가 높고 모든 비타민을 함유하고 있으므로 완전한 영양식품이라고 할 수 있다. 계란 노른자 속에는 콜레스테롤이 많아 과잉 섭취는 해가 된다. 중년 이상의 사람은 1개 이하로 줄이도록 하자.

● 제 2군

생선, 어패류, 육류 ·············· 2, 2.5점
콩, 유제품 ·············· 1~1.5점

이 식품군은 몸의 피가 되고 살이 되는 양질의 단백질을 많이 함유하는 식품이다. 점심 식사와 저녁 식사의 주체로 생선이나 고기를 섭취한다. 생선 1토막이나 고기 1토막을 먹으면 필요량은 취할 수 있다. 넙치나

가자미는 큰것 1토막이 1점이다. 또 소고기 넓적다리살이나 돼지고기 넓적다리살, 가슴살은 60 g 이 1점이다.

어패류나 육류는 평균적으로 약 20 % 의 단백질을 함유하고 있다. 지방을 많이 함유하고 있는 식품은 1점당 중량이 적고 그에 함유되어 있는 단백질량도 적어진다. 참치의 붉은살은 1점 60 g 이지만 기름기는 25 g 이고 먹을 수 있는 성분은 상당히 달라진다. 지방이 적은 넙치나 도미 등은 양적으로 많이 섭취할 수 있고, 단백질도 많이 함유되어 있다.

육류에서는 소고기나 돼지고기 붉은살, 닭고기의 지방이 없는 부분을 취하도록 한다. 지방이 많은 부위는 1점, 중량이 적고 단백질도 조금밖에 취할 수 없다. 어패류, 육류는 되도록 1점 중량이 많은 것을 선택하도록 한다. 고기에 함유되어 있는 지방은 포화지방산이므로 지나치게 섭취하면 혈액 중의 콜레스테롤을 늘리는 작용이 있다. 그런 의미에서도 되도록 지방이 적은 것을 선택하는 편이 좋다.

가공식품이나 소세지 등에는 실제로 어느 정도의 생선이나 육류가 함유되어 있는지 불분명한 것이 많으므로 빈번하게 먹는 것은 피하도록 한다.

콩 중에서도 특히 대두의 가공품은 양질의 단백질을 함유하고 또 칼슘, 철분도 많은 식품이다. 대두의 지방은 불포화지방산을 함유, 동맥경화의 예방에도 효과가 있다.

두부, 납두, 유부, 어묵 등으로 변화를 주도록 한다. 두부는 1 / 2모, 납두는 1 / 2포, 유부는 1 / 2장이 각각 1점이다. 팥, 완두콩 등은 대두에 비해 단백질의 질이나 양이 떨어진다. 또 설탕의 과식도 되므로 집에서 요리 할 때는 단 맛을 줄이도록 하자.

• 제 3군

녹황색 야채 ··· 1점

담색 야채 ··· 1점

감자류 ··· 1점

과일 ··· 1점

이 그룹은 비타민, 미네랄의 공급원이다.

녹황색 야채는 체내에서 비타민A로 작용하는 카로틴을 많이 함유하고 있다. 시금치, 당근, 호박, 피망, 부추 등이 있다. 이들 카로틴은 기름과 함께 먹으면 비타민 A의 흡수가 좋아지므로 기름에 볶거나 샐러드기름으로 드레싱을 만들어 먹도록 한다. 이들 녹황색 채소는 1일 100g은 섭취하도록 한다.

그 외 담색 야채(양배추, 양파, 배추, 셀러리, 가지, 숙주 등)에는 비타민 C나 섬유가 많이 함유되어 있다.

일반적으로 식사는 곡류나 어패류에 치중되기 쉬우므로 균형을 잡기 위해서라도 이것을 많이 섭취할 필요가 있다.

신선한 계절 야채를 사용하여 샐러드, 볶음, 튀김, 찜 등 변화를 주자. 절임은 식염이 많으므로 가정에서 엷게 절이는 정도로 한다.

감자류는 주성분이 전분이므로 에너지는 많아지지만 안정된 비타민 B_1, C의 공급원이다.

감자 중간 것 1개(100g), 고구마 1/4개(70g)가 1점이다. 감자 요리는 기름, 우유, 빵과 함께 만들 수 있고 게다가 식염량이 적어도 맛있게 먹을 수 있는 것이므로 이것을 주로 사용하도록 하자. 양식 요리에서는 스튜, 크림, 샐러드 등으로, 한식에서는 찜, 조림, 볶음 등으로 변화를

주어 먹도록 한다.

과일은 담색 야채와 대체로 비슷한 성분을 갖고 있고, 펙틴이나 유기산을 함유하고 날 것으로 먹을 수 있으므로 유력한 비타민 C 공급원이된다. 사과라면 중간 것 1개 (160 g), 귤 2~3개 (200 g), 딸기 큰 것10알 (200 g)이 각각 1점이다. 매일 1~2회 식후나 간식으로 들도록하자.

최근에는 계절과 맞지 않게 많은 과일이 나오고 있으나 그런 것은맛이 없고 영양적으로도 떨어지므로 신선하고 잘 익은 제철에 나는 과일을 먹도록 한다. 통조림은 단맛이 진하고 비타민 C가 적으므로 너무자주 먹는 것은 삼가한다.

● 제 4군

곡물 ···10~12점

설탕 ··· 1~1.5점

유지 ··· 2~3점

이 군은 몸을 움직이는 에너지원이 되는 것이다. 열량은 체온 유지,음식물의 소화 흡수, 손발의 움직임 등 생명 유지에 빼 놓을 수 없는중요한 요소이다.

밥, 면, 빵 등의 곡류는 칼로리원으로서 우리들 식사의 약 반을 점유하고 있고 사계의 식사에 빼놓을 수 없다. 성분은 탄수화물이기 때문에소화는 잘 되지만 단백질이나 비타민, 미네랄이 적은 식품이다. 살 찐사람은 한정된 범위 내에서 섭취해야 한다.

매일 먹는 양을 정확하게 지키도록 한다. 밥의 과식을 억제하는 한

가지 방법으로 야채를 듬뿍 넣고 지은 야채밥을 들 수 있다. 빵은 흰빵보다 검은 빵이나 블란서빵 쪽이 깊은 맛과 느낌이 좋다. 면류는 건더기를 먹는다는 느낌으로 우동, 국수, 스파게티 등 무엇이든 야채를 듬뿍 넣고 맛은 엷게, 면은 소량 넣도록 한다. 여러 가지 즉석면이 나오고 있으나 그대로 먹는것은 권할 만하지 못하다.

밥 1점은 공기에 가볍게 떠서 1/4 공기(55 g), 빵은 작은 것 1조각 (30 g)이 1점이다.

설탕은 1일 1점(20 g) 이내로 한다. 이 양은 조미료로서 사용하는 것이고 단, 과자류는 삼가하도록 한다. 1 g 20 g 은 꼭 섭취해야 한다라는 뜻이 아니고 적어도 20 g 을 넘어서는 안된다는 양이다. 엷은 맛의 요리는 자연스럽게 설탕을 사용하는 양이 적어진다.

유지는 되도록 식물성유로 1일 2점(20 g) 정도로 한다. 버터, 라아드 등의 동물성 지방은 혈중 콜레스테롤의 양을 늘리므로 피한다. 샐러드유, 튀김기름 등의 식물유는 리놀산 등의 불포화지방산을 포함하여 혈중 콜레스테롤을 줄이는 작용이 있으므로 되도록 식물성유를 섭취하도록 한다. 양식 요리는 버터를 자주 사용하는 경우도 있으나 특히 비만인 사람은 지나친 기름 사용을 자제하도록 하자. 소량의 기름을 살려 사용하기 위해 길이 잘 든 소형 후라이팬을 이용하고, 불소 수지 가공 냄비를 잘 사용하는 연구를 한다.

알콜 음료는 통풍이 있는 사람은 발작을 유발시키므로 마시지 않는 것이 제일이다. 그러나 소량이라면 별 지장이 없을 것이다. 발효주(맥주, 와인 등) 보다 증류주(위스키, 브랜디)가 바람직한 것 같다.

또 조미료, 향신료는 지나치지 않도록 주의한다.

마음에 끌리는
푸린체 식품 섭취법

뭐니뭐니 해도 통풍과 관계가 깊은 것이 푸린체이다. 통풍의 발작을 일으키는 뇨산은 간단히 말하자면 단백질에 함유되는 푸린체의 대사 최종 산물이므로 통풍은 단백질의 지나친 섭취 때문에 일어나는 것이라고 했다. 그래서 통풍은 미식가들의 병이라고 일컬어졌던 것이다.

그러나 동맥경화를 촉진시킨다는 이유에서 위험시되고 있는 콜레스테롤과 마찬가지로 푸린체도 인간의 체내에서 아미노산을 주요한 재료로 합성하는 능력을 갖고 있다. 양도 1일 0.7 g 이라는 미량이지만 체내에서 합성된다는 것은 인간의 생명 활동에 있어서 푸린체가 필요하다는 것도 생각해야 한다. 콜레스테롤이 인간의 몸 세포를 만드는데 있어서 필요한 것과 같은 상황이다. 또 식사로 섭취하는 프림체는 체내에서는 이용되기 어렵고, 그대로 뇨산이 되어 배설된다고 한다.

또 푸린체는 동물성 단백질에만 많으냐 하면 그렇다고는 단정할 수 없다. 오트밀이나 청대 완두, 강남콩 등에도 함유되어 있는 것이다. 커피, 홍차에도 있으나 이것은 걱정할 것 없는 푸린체이다.

동물성 단백질은 몸에 필요

옛날에는 통풍이라고 하면 곧 동물성 단백질이 제한되었으나 최근에는 오히려 영양의 균형을 깨트려 좋지 않다는 설이 많다.

　이것도 좋지 않다, 저것도 좋지 않다라고 제한하면 자연히 식품의 폭이 좁아져 편식을 하게 된다. 통풍 발작으로 고생하고 있을 때도 몸 세포나 혈액은 나날이 새롭게 만들어지고 있는 것이다. 이것을 보충하기 위해서는 양질의 단백질이 필요하다. 고기나 생선, 계란, 우유, 콩, 유제품은 반드시 일정량을 섭취해야 한다.

　통풍에 나쁘다고 일컬어지는 간이나 상어알을 2~3일 먹었다 해도 뇨산치의 상승은 0.1~0.2mg / dl 정도라는 실험도 있다. 발작이 있을 때는 삼가하는 편이 좋겠지만 발작이 없을 때는 가끔은 먹어도 별 지장이 없다.

프린체 섭취법 가이드

　다음의 표는 식품 속에 함유되어 있는 푸린체의 함유량이다. ABCD 4개의 그룹으로 나누었다. A는 약간 함유되어 있거나 전혀 함유되어 있지 않은 그룹이다. 단백질 식품으로서는 우유와 그 가공품, 계란, 젤라틴, 나무 열매 등. 쌀이나 우동, 스파게티 등의 곡류에도 단백질이 함유되어 있으나 식물성 단백질이기 때문에 인간의 단백질 구성에 필요한 필수 아미노산이 부족하다. 예를 들면 쌀이나 밀가루에는 리신이나 스테오닌이 부족한데, 여기에는 리신이 많은 우유나 대두, 유제품을 조합시켜 그 부족을 보충할 수 있는 것이다. 물론 계란이나 고기, 생선도 리신이 풍부하지만 우유나 콩, 유제품 등은 칼륨이나 칼슘 등의 미네랄이 많이 함유되어 있고 소위 알칼리성 식품이라고 일컬어지고 있다. 혈액을 비롯해서 인간의 체액은 약알칼리성을 유지하고 있으므로 알칼리성 식품을 섭취하는 것이 권유되고 있다. 원래 체액의 PH는 항상성(恒常性)이 유지되고 있어서 산성 식품을 먹으면 곧 산성이 되지는 않지만 여러 가지 식품을 섭취하여 밸런스를 유지한다는 의미에서는 유효하다. C, D에 대해서는 양을 많이 섭취하거나 매일 계속해서 먹는 것이 아니면 걱정할 것은 없다.

단 발작 때는 C와 D의 식품은 삼가하도록 하자. 우유나 두부 등을 중심으로 해서 정어리나 참치, 닭고기 등 B그룹의 식품으로 양질의 단백질을 보충할 필요가 있다.

반복되는 것 같지만 필요 이상으로 제한할 것은 없다. 또 곡류도 섭취할 것. 여기에 우유나 계란, 두부와 생선, 야채를 듬뿍 첨가하면 만점이다.

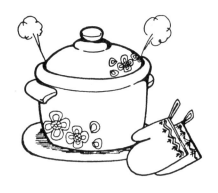

감량이 필요한 사람의 식사 작전

통풍의 원인 중 비만은 그 큰 지위를 차지하고 있다. 우선 살을 뺄 것. 표준 체중은 여러 가지 산출법이 있으나 간단한 방법으로는 신장에서 100을 빼고 여기에 0.9를 곱하는 것이다. 즉, 신장 160cm인 사람은 100을 빼 0.9를 곱해 54kg이 표준이 되는 것이다. 이 표준 체중을 20% 이상 상회하면 비만형. 54kg이 표준 체중이므로 64kg이 되면 이는 감량이 필요해진다.

운동 선수 중에 통풍이 많은 것도 도를 넘는 비만이 원인이다. 몸이 큰데다가 비만일 경우는 당연 체표의 면적도 증대된다. 뇨산치는 체표 면적에 비례해서 높아진다는 연구 보고도 있는 것이다.

또 통풍 뿐만이 아니고 비만은 고혈압, 심장병, 당뇨병 등의 제원인이 되므로 통풍 발작을 앓은 뒤에는 이것을 신(神)의 계시라고 생각하고 즉시 감량 작전을 실행에 옮기도록 하자. 비만의 원인이 과식에 있으므로 먹는 것을 줄이는 것은 고통스럽겠지만 건강한 날을 맞기 위해서는 확고한 의지와 실행이 필요하다.

먹으면서 살을 빼는 것이 최고

감량이라고 하면 우선 먹지 않아야 한다고 성급하게 생각하는 경향이 있다. 그러나 생명을 유지하고 스태미너와 젊음을 잃지 않기 위해서는 필요한 영양소를 매일 섭취해야 한다. 정해진 식사를 정해진 양 만큼 1일 3식으로 나누어 먹는 것에서부터 감량을 시작한다. 처음에는 20 00Kcal 식사부터 시작하자. 단숨에 너무 많은 양을 줄이면 오래 지속할 수 없다. 2000Kcal에서도 살이 빠져 간다.

166페이지 4군 점수표를 참조로 제1~제3군까지 각 3점(240Kcal)씩 합계 9점(720Kcal) 제 4군은 16점(1280Kcal을 식사의 목표로 한다.

이 경우 제4군의 설탕은 줄여도 좋지만 주식이 되는 밥이나 빵, 면 등은 너무 줄이지 않는 편이 좋을 것이다. 주식을 먹지 않으면 만족감이 없고 그만 간식에 손을 대 칼로리 오버가 되기 쉬운 것이다.

지방이 적은 식품으로 부피를 내는 연구를

166페이지 표로도 알 수 있듯 같은 1점(80Kcal)이라도 중량이 크게 다르다. 고기나 생선은 지방이 많은 것은 피할 것. 지방이 적은 1점 중량이 많은 것을 선택하면 양이 많아질 뿐만 아니라 단백질도 많이 섭취할 수 있기 때문이다. 우유도 스킴밀크로 만든 커티지 치즈나 무당 요구르트를 선택하거나 스킴 밀크를 마시면 양을 많이 사용할 수 있다.

과일은 포도나 감, 바나나 보다 귤이나 그레이프 후르츠 등을 이용한다. 또 해조, 버섯, 곤약 등은 인간의 체내에서는 칼로리원으로 이용되지 않으므로 노칼로리 식품이다.

식품에 부피를 낼 수 있고 맛도 좋아 매우 바람직한 식품군인데 미네랄이나 비타민원으로도 유효하고 섬유는 장(腸)의 운동을 활발하게 하여 변비를 막을 수 있다. 또 장암을 예방하기도 하고 콜레스테롤 등

인간에게 유해한 물질의 배설작용도 있다. 메뉴에 잘 활용하도록 하자.
단 식염이나 유지(油脂)를 너무 섭취하는 일이 없도록 요리법에는 연구
를.

목표는 1개월에 3kg의 감량

빨리 살을 빼고 싶다는 마음이 너무 앞서다 보면 오히려 실패하게
된다. 일주일에 0.5~1kg. 한 달에 3kg 정도로 잡는 것이 좋을 것이다.
이 정도라도 반 년이면 18kg을 감량하게 되는 것이다. 매일 먹은 것을
모두 기록하고 매일 아침 일정 시간에 일정한 복장으로 체중을 재어
기록하도록. 자신은 별로 많이 먹은 것 같지 않아도 간식으로 과자 1개
21g 1점(80Kcal)을 먹거나 쥬스 한 통 1점을 먹거나 하는 것이다. 또
체중의 기록은 그래프로 만들면 감량 효과가 눈에 보여 격려를 얻게
된다. 2000Kcal로 식사 하면 어느 시기에 가서 감량 속도가 떨어지게
된다. 그때는 제 4군으로 조절하여 1600Kcal(20점)로 줄인다.

끝으로 식사를 줄이는 동시에 몸을 부지런히 움직여 소비 에너지도
늘릴 것. 습관이 된 매일 아침의 조깅이나 체조가 심신(心身) 모두에
건강한 하루를 당신에게 가져다 줄 것이다.

나의 체험

H씨(음식점 경영)

나는 음식점을 경영하고 있다. 할아버지와 아버지 모두 미식가로, 나도 그 혈통을 이어받아 미식가. 34세 때 음식점을 차리게 되었다.

고기를 좋아하고 알콜도 매일 빼 놓는 날이 없었으며 많은 미식가 친구들과 맛있는 음식에 대한 화제를 꽃피우며 정력적으로 일을 해나가는 생활을 보내고 있었다.

30대 말. 요트 놀이를 하고 돌아온 날 밤 엄지 발가락이 아팠다. 그때는 별 신경 쓰지 않았고 통증도 2~3일 후에 가라 앉았다. 그것이 지금 생각하면 통풍 발작의 시작이었다. 물론 자신이 '통풍'에 걸렸다는 것은 꿈에도 생각지 못했다.

그리고 한참 지난 어느 날, 전날 밤 술을 많이 마시고 잠자리에 들었었는데 개를 힘껏 걷어찬 꿈을 꾸고는 잠이 깨어 엄지 발가락이 아픈 것을 깨달았다. 침대를 걷어 찼나보다라는 생각을 하며 발이 많이 부어 있기에 친구 중 의사인 사람에게 전화를 걸어 물으니 타올로 냉찜질을 하라고 했다. 그러나 통증은 점점 더 심해져 참을 수 없어서 외과를 찾아갔다. 뢴트겐 촬영을 끝낸 의사로부터 '통풍이군요'라는 진단을 받았다. 이것이 통풍과의 첫 대면으로, 그 이후 오래 함께 하게 되었던 것이다.

통풍이라는 병에 대해서도 공부를 했다.

판권
본사
소유

통풍 예방과 치료 요양식

2018년 12월 20일 인쇄
2018년 12월 30일 발행

지은이 | 현대건강연구회
펴낸이 | 최 원 준

펴낸곳 | 태 을 출 판 사
서울특별시 중구 다산로38길 59(동아빌딩내)
등 록 | 1973. 1. 10(제1-10호)

ⓒ2009, TAE-EUL publishing Co.,printed in Korea
※잘못된 책은 구입하신 곳에서 교환해 드립니다.

■ **주문 및 연락처**
우편번호 0 4 5 8 4
서울특별시 중구 다산로38길 59 (동아빌딩내)
전화 : (02)2237-5577 팩스 : (02)2233-6166

ISBN 978-89-493-0549-3   13510

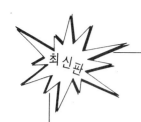
최신판

현대 가정의학 시리즈"